ガザ、
戦下の人道医療援助

萩原 健　集英社

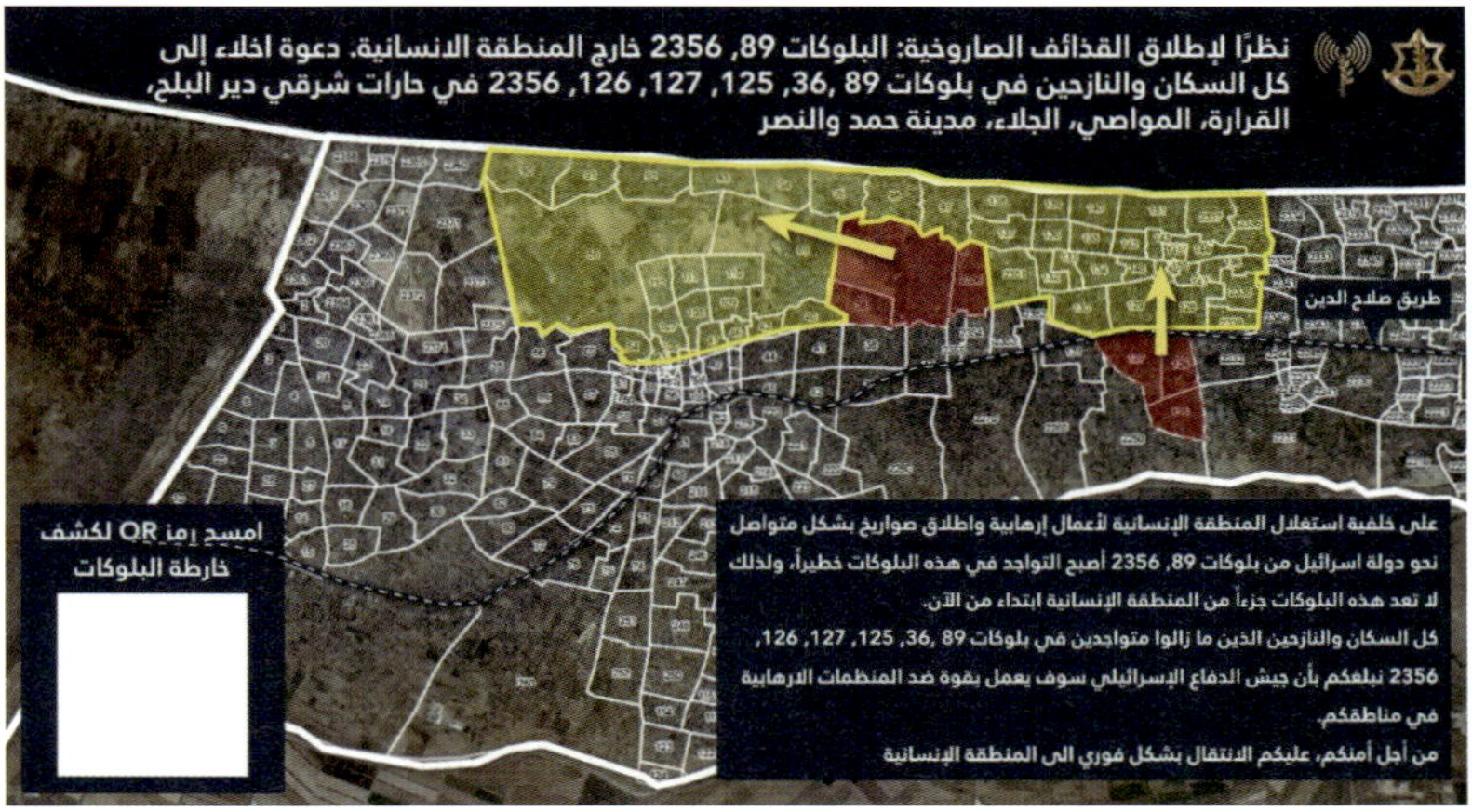

イスラエル国防軍からガザ住民・避難民への退避要求（2024年8月16日）

ブロック分けされた地図と住民・避難民への退避要求。イスラエル側は、その地域からロケット弾がイスラエルに発射されたため、人道地域から外し攻撃を行う、と説明している。それゆえ当該ブロックの住民・避難民は安全のため直ちに人道地域に移動せよ、とするもの。

（イスラエル占領地政府活動調整官組織[COGAT]Facebookより。QRコードは外しています）

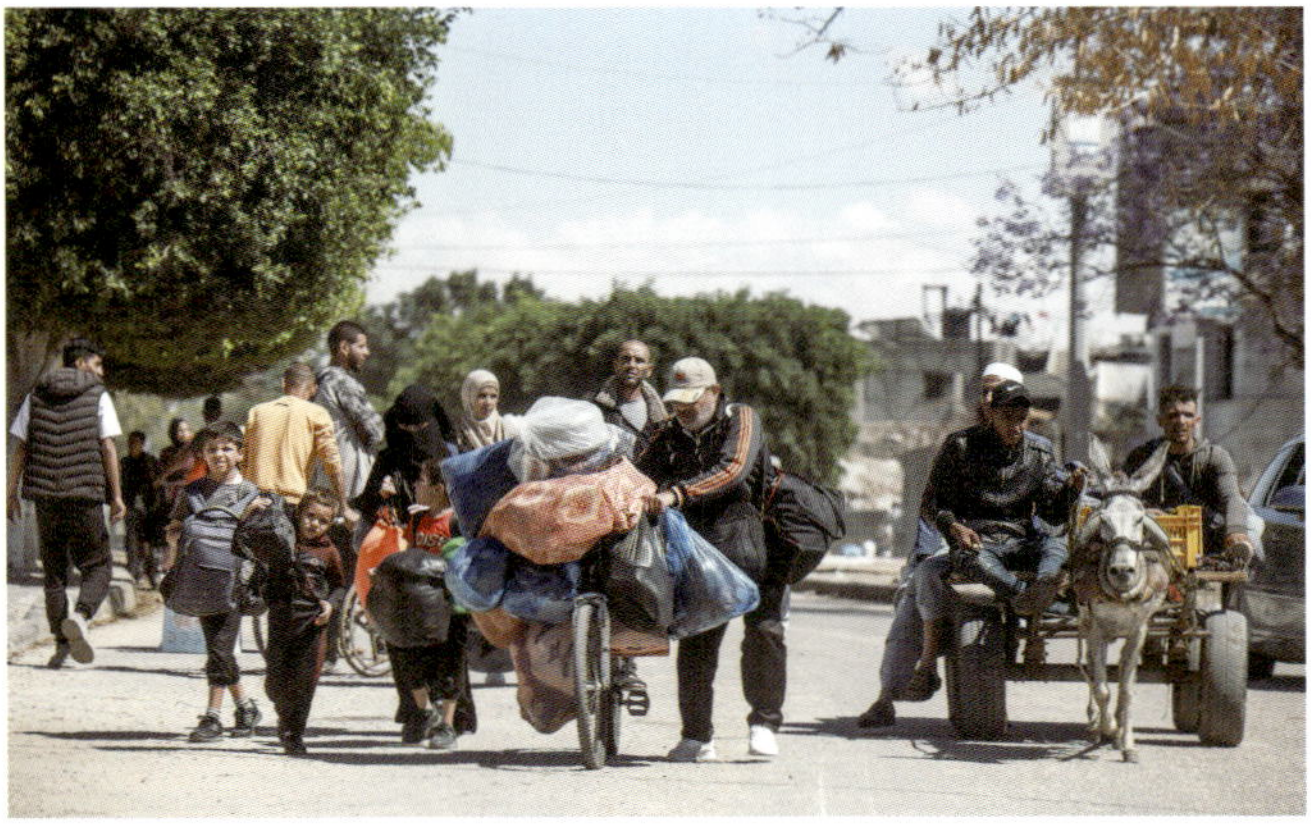

ラファのパレスチナ人避難民

ガザ地区南部のラファで、イスラエル軍による退避要求を受けて移動するため、荷物を運ぶパレスチナ人の避難民。繰り返される退避要求のため、何度も移動した人々も多い。

撮影日:2024年5月6日　撮影:Mohammed Abed　©MSF

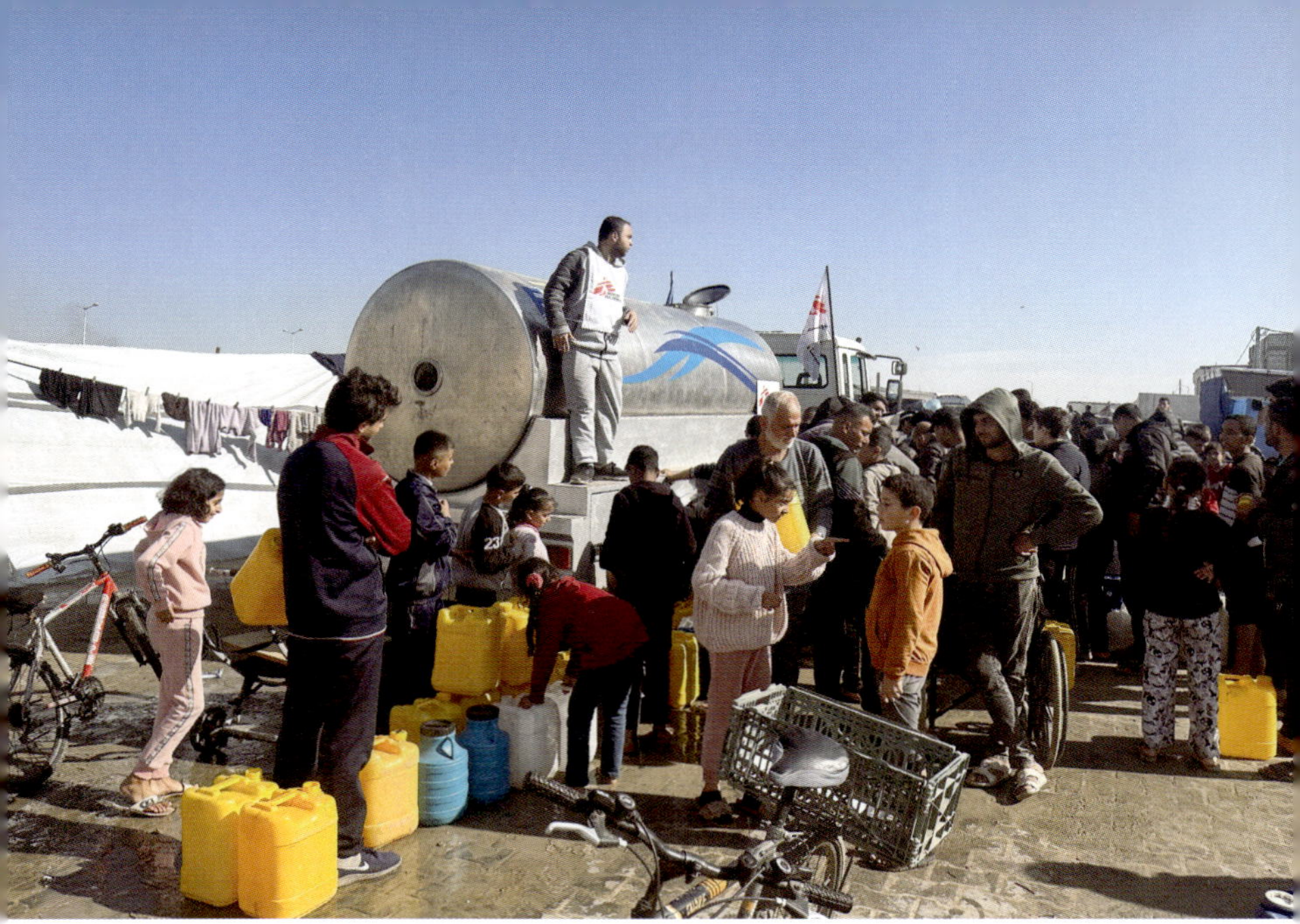

MSFのタンクローリーからの給水を監督するMSFスタッフ

人口30万人だったガザ南部のラファに150万人の避難民が流入したため、飲み水や生活用水が不足した。水を汲み上げ、運搬する燃料も不足し、水道、道路、インフラも破壊されている。そのため病気の子どもも増えている。

撮影日:2024年1月20日 ©MSF

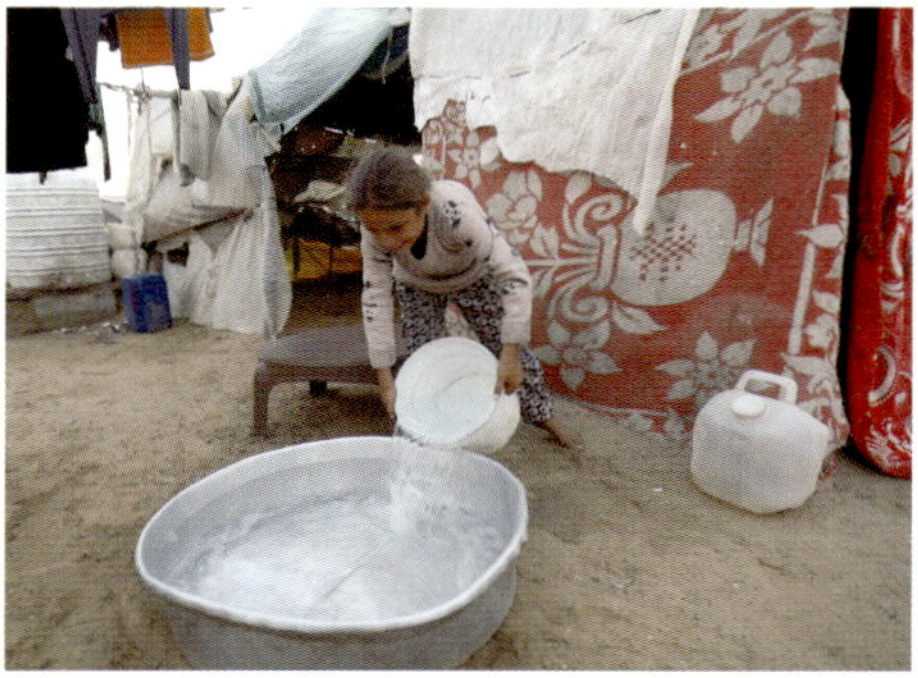

ガザの生活環境と、脅かされる乳幼児や子どもたちの健康

ガザ南部、ハーン・ユニスのアル・アッタール地区での過密したテントでの生活の様子。避難民の家族は、水、食料、衣服などの生活必需品の入手が難しく、窮屈で不衛生な状況で暮らしている。

撮影日:2024年11月7日 撮影:Ibrahim Nofal © Ibrahim Nofal

周囲では子どもたちの遊ぶ声が響き、ところ狭しと密集する避難用テントから出てきた人びとが夕涼みをしていた。

＊＊＊

〝世界が動いている〟、それを肌で感じることは難しい。日々の生活に追われていると、人間がつくり出す社会と世界で、何かがおかしいと思っても、よほど必要に駆られて強い意識を向けない限り、それを肌で感じるのは難しい。何かのきっかけで、束の間、意識が向いたとしても、自分に火の粉が降りかかってこない限りは忘れるのも早いものだ。

ＭＳＦの人道医療援助活動の現場は、日本から見れば超現実の世界にある。だがそこで起きていることは間違いなく現実で、直視せずに前に進むことができない。しかし、ひとたび現場を離れると、人道と医療において危機的な状況に置かれている人びとの苦境を、同じ温度で感じることはできない。活動を終え現場を離れ、日本に戻れば、自分にとって大切なことに時間を費やし、ストレスから解放された世界を楽しみたいと思うのは、正直な気持ちだ。

ＭＳＦは医療援助団体であると同時に人道援助団体でもある。僕たちはＭＳＦを対外的に〝medical humanitarian organization〟（注：ＭＳＦ日本事務局では団体を日本語で説明する際に、〝医療・人道援助団体〟としているが、本書では〝人道医療援助団体〟と表現している）と説明するが、その言葉の響きから人権擁護団体と誤解されることもある。人権擁護は僕たちの活動目的ではないし、その専門性も有していない。なぜ医療援助団体とだけ言わず、あえて人道という言葉を加えるのか。それは、人道と医療が共通した普遍的価値を持ち、人間の尊厳と医療の倫理は切り離すことができないからだと僕は解釈している。だから、僕たちは医療だけではなく人道という言葉にもこだわる。MSFが医師とジャーナリストによって設立された団体であるという経緯がそれを物語っている（注：この解釈について、組織として明文化されたものはないが、大なり小なり、現場で活動する者たちはそう思いながら活動しているように感じる）。

生命や、人間としての尊厳を脅かされている人びとが直面している状況は、医療という側面からだけでは、語り切ることはできない。世界はそれほど単純ではない。僕たちが活動を行う意味や、活動現場の現実を伝えるためには、政治や社会、文化、風習など、より重層的な背景を理解してもらう必要がある。また、それが人道的視点を持つことにもつながると考えている。

MSFでの僕の役割は、緊急対応コーディネーターで、活動現場の責任者だ。医療従事者ではない僕が、二〇二四年八～九月にガザで経験したことを伝えたいと思ったのは、そのような理由からだ。だから本書では、活動の背後にある事情、社会的な背景などについても、できる限り説明を加えた。だがいずれの分野においても専門家ではないので、説明が不十分な部分もあるかもしれない。本旨を変えない限りにおいてはご容赦いただきたい。

世界は動いている。過去数年間、僕が経験した活動地だけを振り返ってみても、シリア、ウクライナ、イエメン、スーダン、ガザ、レバノンと、世界は動き続けている。そして、この文章を書いている今の今でも、僕たちが生活している同じ世界のどこかで、生命の脅威に晒《さら》されている人びとがいる。

この世界のどこかで苦境に直面している人びとの現実を、そうではない世界に暮らしている人びとに、少しでも現実味を持って受けとめていただければと思い、本書を記した。

なお、安全上の理由から、文中の人物の名前は、すべて仮名とした。人物名、地名など固有の名称については、現地で僕が聞いた音のとおりに表記しており、正式な発音規則に即したものとは異なる場合がある。また、本書の記述内容は著者個人の見解に基づくものであり、MSFを代表するものではないことを、ここに書き留める。

目次

＊本文の記載事項の出典や参考文献の中には、紛争にかかわる国々や諸機関のサイトも含まれていますので、位置情報などを提供しないようにしてください。
＊戦時下では安全に写真撮影をすることが困難です。そのため、本書に掲載した国境なき医師団提供の写真は、著者の活動や、滞在期間と一致はしていません。

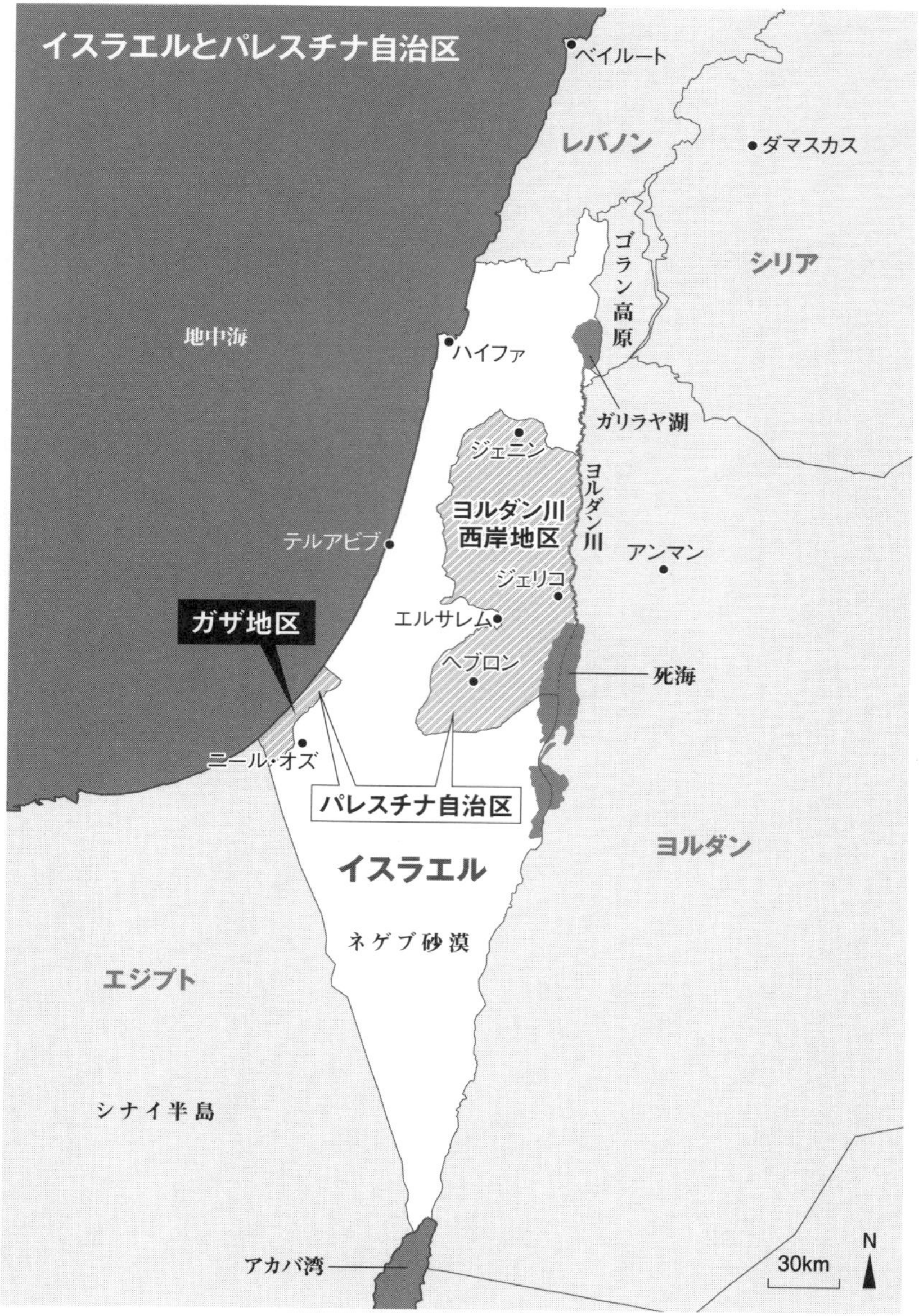

イスラエルとパレスチナ自治区
ベイルート
レバノン
ダマスカス
ゴラン高原
シリア
地中海
ハイファ
ガリラヤ湖
ジェニン
ヨルダン川
ヨルダン川西岸地区
テルアビブ
アンマン
ジェリコ
ガザ地区
エルサレム
ヘブロン
死海
ニール・オズ
パレスチナ自治区
ヨルダン
イスラエル
ネゲブ砂漠
エジプト
シナイ半島
N
30km
アカバ湾

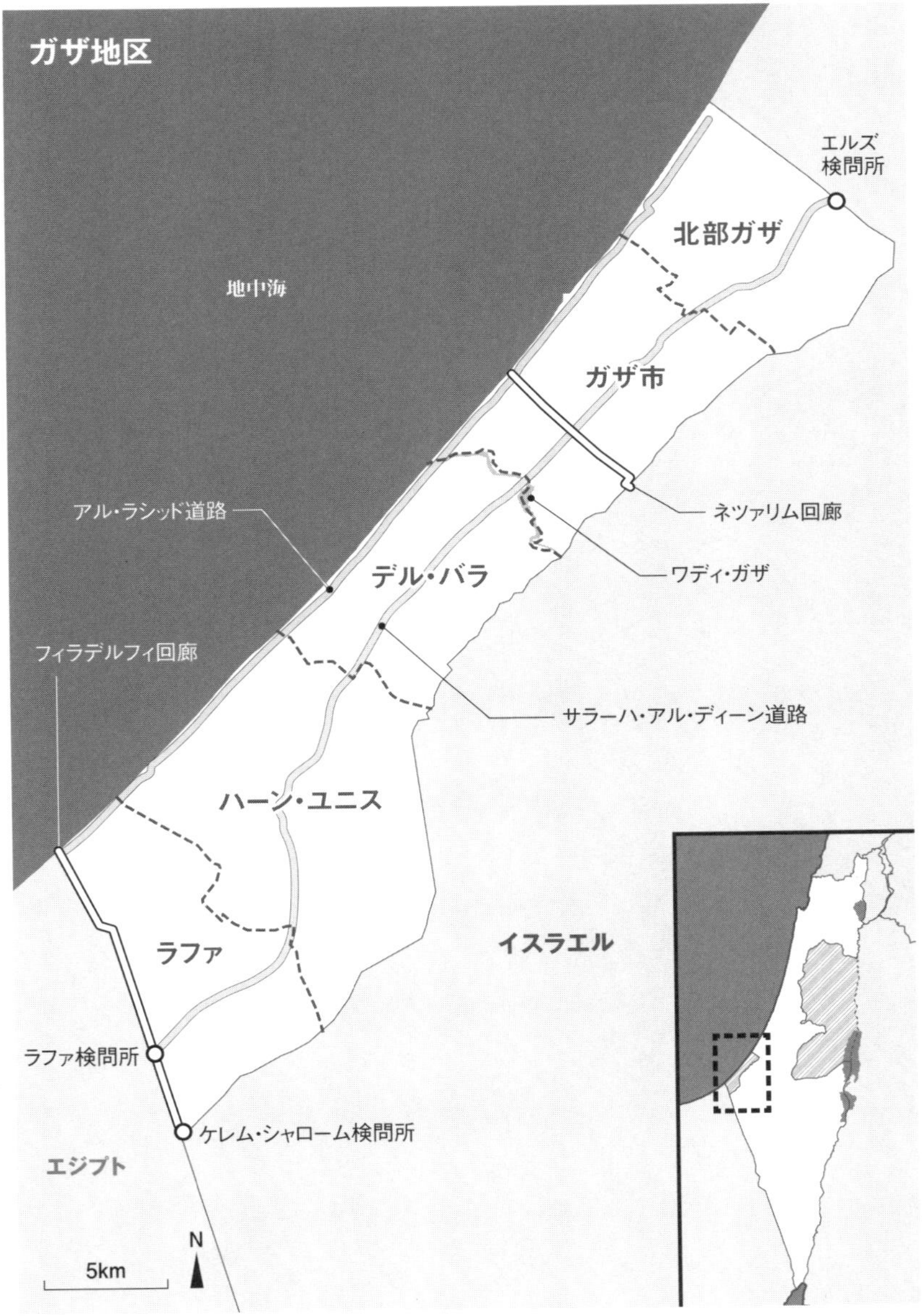

ガザ地区
地中海
エルズ
検問所
北部ガザ
ガザ市
ネツァリム回廊
アル・ラシッド道路
ワディ・ガザ
デル・バラ
フィラデルフィ回廊
サラーハ・アル・ディーン道路
ハーン・ユニス
ラファ
イスラエル
ラファ検問所
ケレム・シャローム検問所
エジプト
N
5km

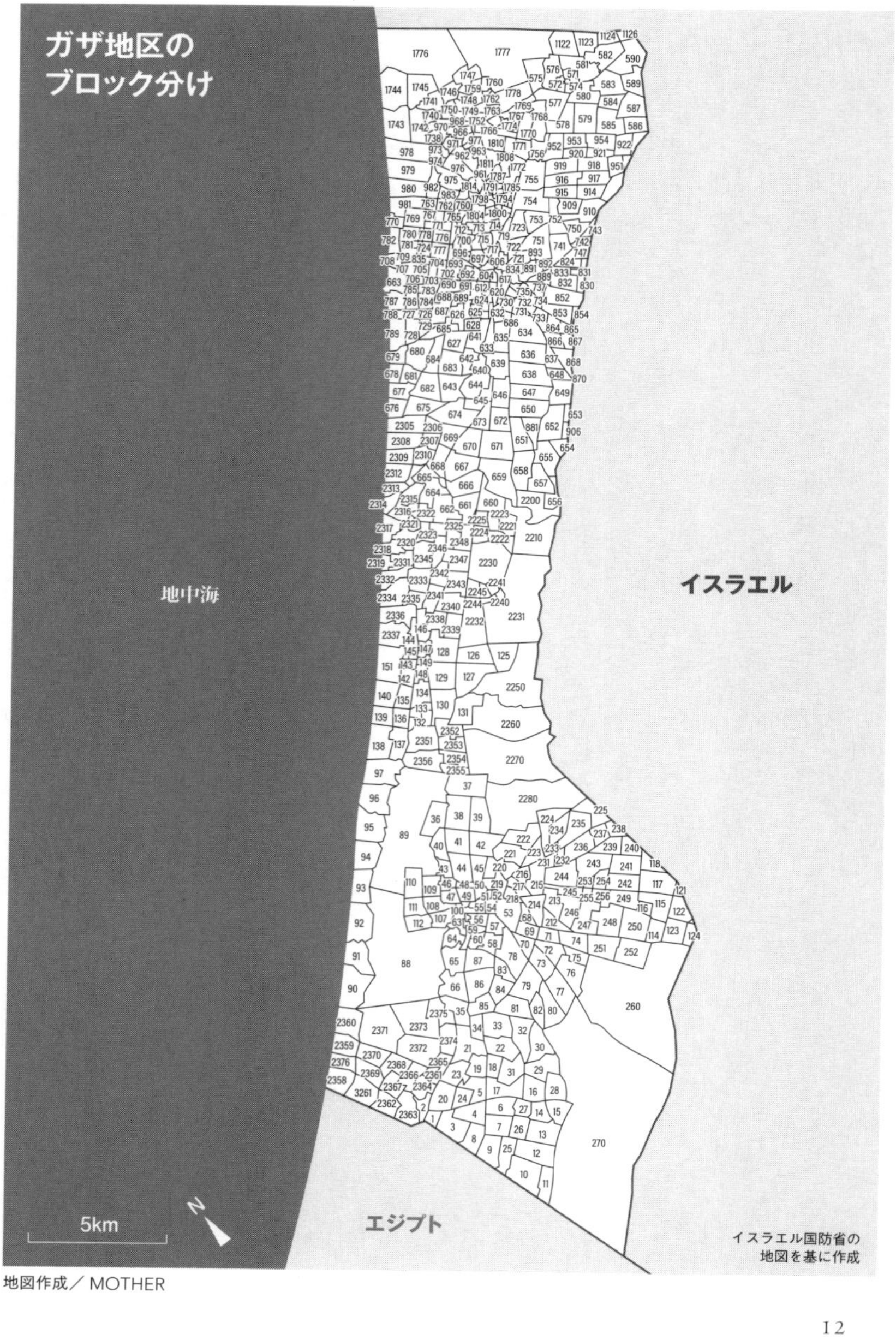

地図作成／MOTHER

序章

「ガザ地区のブロック分け」の発表

二〇二三年一一月二四日、イスラエル軍とハマスは一時的な戦闘休止に合意していたが、わずか一週間後の一二月一日に戦闘を再開。同時に、イスラエル軍はガザ地区をいくつものブロックに分け、個々のブロックに番号がふられた地図（右ページ地図参照）を公開した。

イスラエル軍は公式発表の中で[*1]、〝ハマスはその司令部や軍事拠点を市民居住地の中の病院、モスクそして学校に設け、ハマス自身が、市民を人間の盾として使いながら、民間施設を軍事目標に変えている。（中略）戦争の次の段階への準備として"Evacuation Zones Map in the Gaza Strip"を公開する。この地図は、ガザ地区の領土をはっきりとわかる形で区画ごとに分割、ガザの住民は自分の位置を知り、要求を理解することができ、また必要であれば身の安全のために特定の場所から退避することができるようになる〟と説明した。

*1　イスラエル国防省の公式サイトに掲載された、二〇二三年一二月のプレスリリース。

この発表は、その通りに、〝ガザ地域の住民の安全確保のための措置〟と報じられ、米国務長官は〝安全を確保できる区域の情報〟と見解を述べ、人道的配慮のもとでの決定であるとさえ伝えられた。

しかし、その後行われたことは、たびたび繰り返される〝退避要求〟、〝事実上の強制移動〟、〝集団的懲罰〟という非人道的行為と思われるものだった。住民に事前に退避要求をしたのだから、無差別の殺戮《さつりく》や徹底した財産の破壊をしてもその責任は住民側にあると言わんばかりだった。

このブロック分けは、間違いなく、その後のさらなる、いかなる軍事行動をも正当化するための戦略であったことは明らかで、その後も続いてきた無差別な殺戮行為がそれを証明している。以降、イスラエル軍は繰り返し〝退避要求（Evacuation Order）〟を発出し、民間人の保護とは名ばかりの、事実上の警告と強制移動を強いた。イスラエル軍の軍事攻勢はガザ地区北部から南部のハーン・ユニス、そしてラファへと移り、ブロックごとのより細かな軍事作戦が行われるようになった。一方的に設定されたいわゆる〝人道地域（Humanitarian Zone）〟は、理屈では非戦闘地域で安全なところであるはずだが、連日、昼夜問わず空爆が行われ、戦闘機、ヘリコプター、ドローン、そして戦車による砲弾と、攻撃はバラエティに富んでいた。

イスラエルの主張する人道的努力

一方で、イスラエル占領地政府活動調整官組織（COGAT）[*2]はイスラエルの人道的努力について継続的に精力的に発信している。その一つに〝フィールド・ホスピタル〟設置促進があり、ここでCOGATは、民間人のための医療施設を拡大させるために、フィールド・ホスピタルの設置を促進しているとし、MSFの仮設病院もそのうちの一つとして挙げている。

ここで留意していただきたいことが二つある。一つ目はMSFが設置するフィールド・ホスピタルはいかなる軍事活動とも一線を画する仮設病院であるということだ。軍事紛争の前線近くで、主として従軍する人たちに医療を提供する野戦病院ではない。二つ目は、イスラエル国防省の組織の一つであるCOGATが、紛争の当事者、軍事活動の主体者として、軍事活動と人道援助を両立できるのか、という疑問だ。両立できると言う人もいるかもしれない。だが、敵対する勢力がいる地域の民間人の犠牲はやむを得ないとして軍事攻撃を進め、一方で、犠牲者を治療する医療施設の設置を促進する、それを人道的努力というには到底無理がある。

MSFは、どんな活動地のどんな相手とも対話をし、人道医療援助活動とその原則についての理解を求める。紛争地において、普遍的な「医の倫理」と人道援助の名のもとでの活動にこだわるMSFの姿勢をナンセンスだという意見もある。他方、自分が身を置く国家とか組織を考えなければ、MSFの人道医療援助活動の原則に共感する人たちがいるということを、僕は

＊2　イスラエル占領地政府活動調整官組織（The Coordinator of Government Activities in the Territories〈略称：COGAT〉）は、国際社会と連携しながら、パレスチナのヨルダン川西岸およびガザにおける人道支援活動の調整と促進を任務とするイスラエル政府の公式機関。イスラエル国防省のパレスチナに特化した民事活動部門。

経験を通して知っている。それはイスラエルに属しようが、ハマスに属しようが、同じことだと僕は思っている。

　しかし、生命を最優先事項と見なさない軍事活動を行う主体が、いくら人道的努力をしていると言っても説得力はないだろう。軍事活動と、人の生命と尊厳を優先する人道医療援助活動の使命とは根本的に異なるものだ。

　仮にイスラエル軍が、主体者としてガザ地区内に仮設病院を設置し、〝最大限の配慮〟をしたと言ったとしても、〝人道的行為－非人道的行為＝人道的〟という算術で非人道的行為を帳消しにすることなどできないというのが僕の個人的な意見だ。

　人道医療援助活動の現場は、このような根源的な問いを僕たちに突き付ける。「言葉の使い方に過ぎないのだから細かいことは言わなくても……」と言って曖昧に済ませることができるほど、僕たちを取り囲んでいる環境は優しくない。

　イスラエル軍の軍事攻撃と退避要求によって人びとは何度も避難を強いられ、イスラエルによって名付けられた〝人道地域〟に〝非人道的〟に押し込められ、その人道地域内でも昼夜空爆の脅威に晒され続けていた。そしてその地域でさえどんどん狭められ、テントを設置する場所がいよいよなくなると、砂浜にまで押しやられている。

　国連によれば、イスラエル軍によって設定されたいわゆる〝人道地域〟は約四一平方キロメートル。そこに百万人以上の避難民と、もともと住んでいた住民が押し込まれている。東京の江東区は、面積がほぼ同じで、人口が五〇万人強だから、今の江東区の人口が倍に膨れ上がったと想像してみれば、ある程度人口密集度がイメージできるかもしれない。

砂浜にテントを張った人びとも、ついには波打ち際近くまで追いやられていて、波の高い日などはさらなる移動を強いられている。西からは波が、東からはイスラエル軍が人びとを両ばさみにしている。それをイスラエル軍は、人道的観点からの安全確保策と言い、空爆による犠牲者が出ても、〝最大限民間人の安全を配慮した結果〟としている。

この記録を書いている二〇二四年一〇月においても、米国、エジプト、カタールの仲介による停戦合意への協議の行方に一筋の光明も見えていない（注：その後、二〇二五年一月一五日、イスラエルとハマスが、同月一九日を発効日として四二日間の停戦に合意したと発表された。翌二〇日にトランプの米国大統領就任式を控えてのことだった）。二〇二三年一〇月七日、イスラエルに対して大規模な無差別襲撃を行い、二百数十人もの人質をとったと言われるハマス戦闘員、その後の一年間、圧倒的な軍事力を使って徹底的な破壊と集団懲罰的攻撃を繰り返すイスラエル軍、両者の溝は埋められないでいる。

イスラエル軍はおそらく、人道地域を一層狭め、退避要求を繰り返して人びとを狭い空間に押し込み、ガザの人びとが服従するまで攻撃を続けるつもりでいるのではないかというのは、決して勘ぐりすぎではないと思われた。

あるパレスチナの医療援助団体の現場責任者が、メディアからの「これからどうなると思いますか」という質問に、「死ぬか、追放されるか、停戦か」と返答した。彼の答えに〝服従〟という選択肢はなかった。

パレスチナとイスラエルの歴史的経緯

パレスチナ問題について何らかの専門性や特別な関心を持って接している人でなければ、その全体像をイメージすることは難しいと思う。僕などは、それこそ三〇年近く中東地域に関わってきても、必要にかられるたびに、関連書物を読み返しては忘れ、自分の記憶違いや思い込みを訂正するという繰り返しだった。その時はわかった気になっていても、しばらくすると忘れる、という状況だ。そこで本編に入る前に、今回の紛争にいたるまでに、どのような経緯があったのか、ガザ地区とは何か、なぜパレスチナという地域に住む人びとの間で対立が続いているのか、おおまかな全体像を説明することから始めたいと思う。[*3]

僕がここで記すパレスチナという地域は正確な境界を明示するものではないが、地中海東部の地域の一部である。そしてその地域の中には、少なくとも、イスラエルの一部とガザ地区（地中海沿岸）とヨルダン川西岸地区（ヨルダン川の西側）のパレスチナ自治区が含まれている。この地域は、人類がこの世に出現してから、さまざまな民族、宗教・宗派、統治者が、時に入れ替わり、時に混在・対立し、時に共存してきた。王国の勃興と衰退が繰り返された地域でもある。

その長い歴史の中で、欧米列強が領土、植民地拡大のために海外に乗り出し、一方でオスマン帝国が弱体化し始めた一九世紀後半は、現在のパレスチナ問題につながる注目すべきひとつの時代だったと言えるだろう。

ヨーロッパでは、迫害されていたユダヤ人の間で強い民族意識が生まれ、民族国家建設を目指す思想と運動であるシオニズムが盛んになった。一方、パレスチナ地域では当時、同地域を支配していたオスマン帝国の弱体化とともにアラブ人の民族意識と独立を求める機運が高まっていた。

そして、第一次世界大戦が勃発、その最中、イギリスは、ユダヤ人に対してはパレスチナにおけるユダヤ人国家建設支援を、アラブ人に対しては対オスマン帝国戦線への協力と引き換えにアラブ人の独立承認を約束した。オスマン帝国崩壊後、パレスチナの地はイギリスの委任統治領になり、同地域では、一九二〇年代から、イギリスの〝約束〟に基づき、ユダヤ人の大規模な流入が続いた。多くは欧州での迫害を逃れてきた人びとだった。それにより、パレスチナの地は、ユダヤ人と先住民であるアラブ人の暴力による対立の場となり、さらには、アラブ人

＊3　参考：国際連合広報センター　https://www.unic.or.jp/activities/peace_security/action_for_peace/asia_pacific/mideast/および「パレスチナ子どものキャンペーン」https://ccp-ngo.jp/palestine-information/

が独立を求めてイギリスの支配に抵抗する場にもなった。

その後、第二次世界大戦でのホロコーストを経て、一九四七年、イギリスはパレスチナ問題を国連へ持ち込んだ。その時点で、パレスチナの人口およそ二二〇万人のうち、三分の二が古くから住んでいたアラブ人で、三分の一が新規のユダヤ人であった。だが、国連のパレスチナ分割決議案は、アラブ系住民に四三%、ユダヤ系住民に五七%の土地を与えるというものだった。同案がパレスチナのアラブ人、アラブ諸国とその他の国によって拒否され、アラブ・ユダヤ間の緊張が高まる中、イギリスは一方的に撤退する。

一九四八年にユダヤ側がイスラエル建国を宣言、第一次中東戦争（一九四八〜四九年）が勃発し、パレスチナ地域の大部分をイスラエルが占領。およそ七五万人（出典：国連広報センター）のパレスチナ人（アラブ系住民）が難民となった。ガザ地区については、停戦時エジプト軍が占領していたことから、エジプトが実効支配することになった。

一九四九年、イスラエルが国連の五九番目の加盟国として承認されると、ヨーロッパとアラブ諸国からさらにユダヤ人移民が大量に押し寄せ、アラブ系住民とユダヤ系住民との対立は一層激しくなった。パレスチナ問題の解決は見られないまま、第二次、第三次、第四次中東戦争が起きた。

ガザ地区は第一次中東戦争終了から一九年間、エジプトにより実効支配されるが、第三次中東戦争でイスラエルはシナイ半島とガザ地区、東エルサレムを含むヨルダン川の西岸、シリアのゴラン高原の大半を占領し、入植地をつくり続けた。

その後も占領状態が解決されることはなく、それどころか、占領地では土地を奪われたパレスチナ人に対する過酷な抑圧と弾圧が続いた。一九八七年、パレスチナ人は、弾圧するイスラエル軍に対し、石を投げるなど非武装で抵抗する第一次インティファーダ（大衆蜂起）を行い、その様子は世界中で報道された。そして、同年、民族解放組織「イスラム抵抗運動（ハマス）」が誕生する。

一九九三年、イスラエルのラビン首相と、パレスチナ解放機構（ＰＬＯ）のアラファト議長がオスロ合意に調印、イスラエルが占領した土地の一部でパレスチナ人による暫定自治が開始されることとなった。しかし、合意から二年後の九五年、ラビン首相は和平反対のイスラエル人により暗殺され、翌九六年に、ネタニヤフがイスラエルの首相に就任し、同氏にとって初めての政権を担う（注：現任は二〇二二年からの第六次政権）。

イスラエルによるヨルダン川西岸、ガザ地区へ入植地建設の動きが加速する中、二〇〇〇年、第二次インティファーダが勃発、自爆テロなども行われた。

二〇〇五年、イスラエルはガザ地区から軍と入植者を撤退させたが、上空と境界線、ならびに海岸線を支配下に置き、ガザは「天井のない監獄」と言われる状態になった。そして二〇〇六年、民主的かつ平和裏に行われたパレスチナ立法評議会（The Palestinian Legislative Council：ＰＬＣ）選挙ではハマスが第一党になった。しかし、それまで自治政府与党であったファタハを交渉相手にしてきた欧米各国とイスラエルはそれを認めなかった。ハマスはファタハとの挙国一致内閣を発足させたものの、両者間の対立は武力衝突にまで発展。二〇〇七年、ハマスがガザ地区を制圧し統治することになると、イスラエルはガザ地区を封鎖した。一方で、ヨルダン川西岸では、イスラエルによる入植が今も続いている。

なお、一九四九年の国連総会では「国連パレスチナ難民救済事業機関（United Nations Relief and Works Agency for Palestine Refugees in the Near East：UNRWA）」が設置された。現在、五〇〇万人のパレスチナ難民がヨルダン、レバノン、ガザ地区、シリア・アラブ共和国、それに東エルサレムを含む西岸に住んでUNRWAの援助を受けている。

しかし、イスラエルは二〇二三年一〇月のハマスによる越境攻撃にUNRWA職員が関与していたと主張、UNRWAの活動に反発した。二〇二四年一〇月二八日イスラエルの国会において、同国内でのUNRWAの活動を禁止する法案を可決、二〇二五年一月三〇日に施行されている。

＊　＊　＊

太陽はいつも変わらず、東から昇り、地中海の水平線に沈み、何千年もの間パレスチナの地で起きたことを見てきた。イスラエルとハマスの紛争が激化する以前、この地域の海岸線は住民も少なく、静かで穏やかなところだったという。

MSF現地スタッフの一人が、四年前の砂浜を自転車で走る少年の動画を見せてくれた。人《ひと》気《け》のまばらな砂浜で、砂にタイヤを取られながらふらふらと自転車をこぎ、進む。彼の笑顔と地中海がカメラに収まっていて、少年の屈託ない笑い声が聞こえる。映像からは潮風と潮の匂いが感じられるようだった。バランスをとるのも簡単ではなさそうだが、少年は「ほら見てくれ、(砂浜でも)これだけ走れるぞ」と笑っている。左手には夕日が映り、風になびく旗がゆれている。

ガザがイスラエルによって封鎖され、天井のない監獄と言われたこの頃でさえ、今の状況とは随分違う。天井のない監獄であっても、砂浜には若者が戯れる空間があったはずだし、昼夜空爆に晒されることもなかった。今、海岸沿いはテントで一杯で、自転車を走らせる空間などない。避難民としてさまようことになった人びとが、それぞれの家に戻れるのはいつになることだろうか。

第一章 ガザの地へ

ガザ北部、2025年2月

ガザ北部ベイトラヒアで、水を求めて集まった人々。周辺の建物は倒壊しそうになっている。（本書表紙にもこの写真を掲載している）

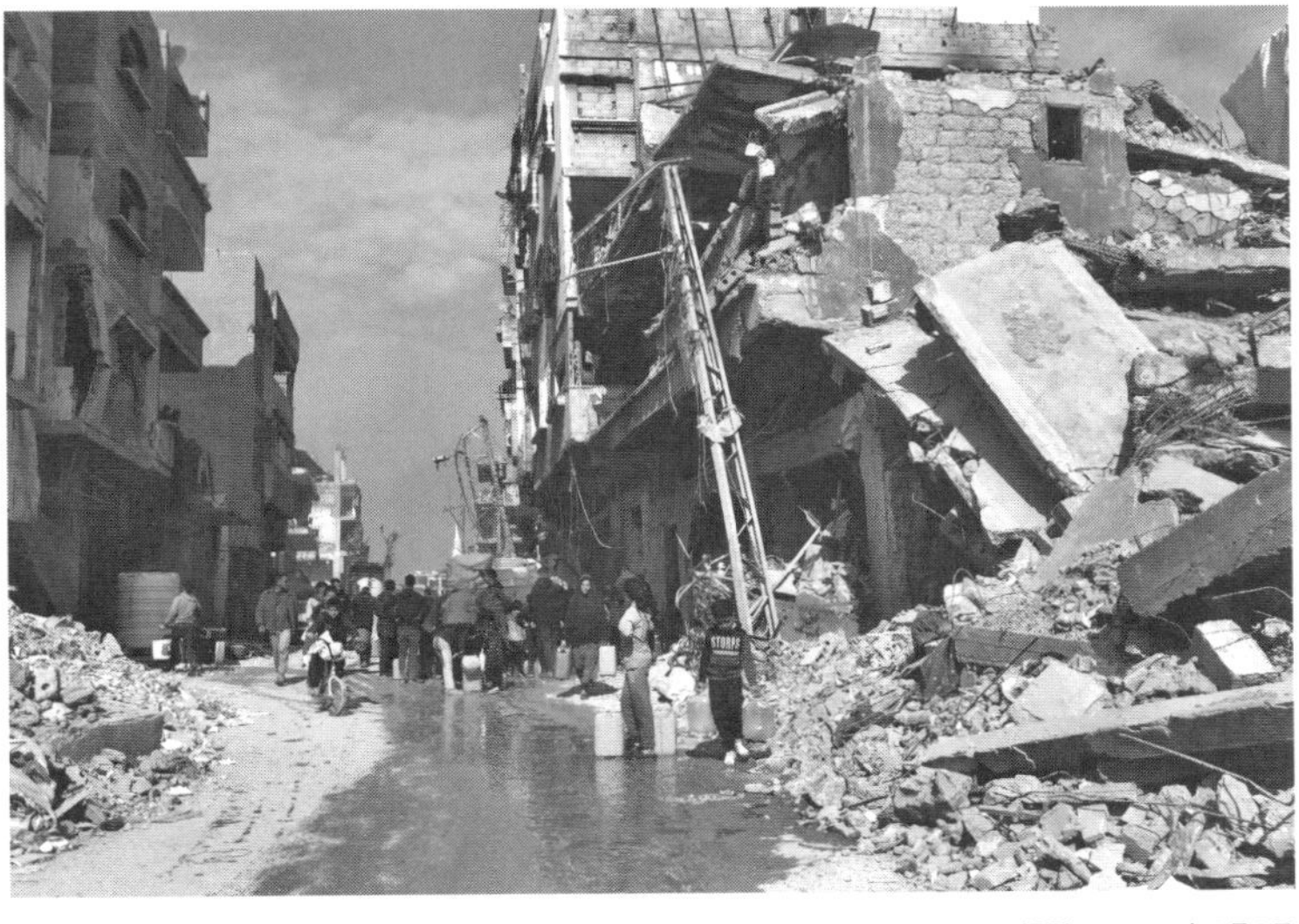

撮影日：2025年2月3日
撮影：Nour Alsaqqa　© Nour Alsaqqa/MSF

国境なき医師団（MSF）と緊急対応コーディネーター

僕がMSFでの活動を始めたのは二〇〇八年。それから一六年が経った。現場の医療活動をサポートするロジスティックス・人事・総務・経理担当を皮切りに、二〇一一年には、独立のための住民投票を控えたスーダン南部（現南スーダン）に現場責任者として初めて派遣された。その後、活動地の代表者である活動責任者（ヘッド・オブ・ミッション）として、現場活動をサポートしながら統括、指揮にあたり、最近の六年間は緊急対応コーディネーターとして、時には活動責任者を兼務しながら活動している。

MSFと言えば、感染症の流行、自然災害や紛争時に緊急医療援助活動をする非政府組織として知られているが、一九七一年に産声を上げてから五〇年以上、その活動内容もニーズに応じて拡大してきた。実際にMSFで活動していても、巨大化した組織としての全体像を把握していない人たちがいるくらいだ。

それでも、憲章[*4]に謳われている独立・中立・公平という原則に頑なにこだわり、人道、医療を基軸として活動していることは変わっていない。

MSFの活動の根幹には個々の自発性（ボランティア精神）があり、そもそもは市民運動のような〝ムーブメント（運動体）〟で、それは今も変わらない。MSFの言うボランティアとは、〝自発性〟という精神的な部分に焦点が当てられている。自発的な参加意識がなければMSFの活動は成り立たないからだ。ちなみに、ＭＳＦが患者に提供する人道医療援助は一〇〇％無償である。

一九九五年の阪神・淡路大震災を一つの転機として、日本社会におけるＮＰＯ（非営利組織）、ＮＧＯ（非政府組織）によるボランティア活動は広く知られるようになった。専任の職員が、仕事として活動をしている組織も多い。今の僕もそうで、人道援助活動を仕事として捉えている。

非営利で、寄付を活動資金としている団体だから、生業とする際には、収入や生活の安定には、自分なりに折り合いをつけていかなければならない。ＭＳＦの場合は、活動以外に安定した仕事を持ち、休暇を使ってＭＳＦの活動に参加する者も、アルバイトをしながら参加する者もいる。あるいは僕のように、派遣が終わったあとは、無収入でも心身をリフレッシュすることに費やし、次の派遣に備える者もいる。

〝自発性〟がＭＳＦの活動の基本だからこそ、モチベーションを維持できるかどうかは非常に大切だ。僕自身、気が乗らない時には、自分に活動を強いることはしない。現実の生活はそんなに単純なものではないが、〝自分がやりたいからやる〟という単純な理屈を忘れないようにしている。

＊4　ＭＳＦ憲章　https://www.msf.or.jp/about/charter/

さまざまな人道医療援助団体の中で、ＭＳＦを選ぶ理由は人それぞれだ。僕にとっては、高い民間からの寄付金の比率（二〇二三年度九八％）を背景に、名実ともに活動の独立性を実践していること、そして総支出に対する、ソーシャル・ミッション費（医療・人道援助活動と証言活動に関する費用）の比率を八〇％に保ち、寄付金の多くを援助活動に割り当てていることが大きい。学生時代から、開発援助や人道援助に思いを巡らせた時に、これら二つのポイントは常に重要だと考えていたことで、それを満たしていたのがＭＳＦだった。

自発的に集まった参加者は、アソシエーション（共通の目的を持つ者が作る組織）を通じて、それぞれの思いと考えを自由に述べ、侃々諤々《かんかんがくがく》と議論をして、運動の方向性を定めていく。そして、その指針となるのが、ＭＳＦのアイデンティティとも言われる憲章である。

現場のニーズに定型なものは存在しない。人の生命や尊厳を脅かす危機的な状況においてはなおさらだ。前例やさまざまなリスクよりも、脅威に晒されている人びとの元にたどり着くことを最優先事項とし、時には国際社会で認知されていない地域での活動を行うこともある。憲章で謳われている〝完全かつ妨げられることのない自由をもって任務を遂行する〟ことを実行するには強い覚悟と意志が必要とされ、それは譲れない原則だ。

世界の七四の国と地域で行われている人道医療援助活動は、六つのオペレーション組織（パリ、ブリュッセル、アムステルダム、バルセロナ、ジュネーブ、コートジボワールのアビジャン）の管理のもと、約五万二〇〇〇人のスタッフによって行われている。そのような人道医療援助の現場での活動を、資金、人材、広報、証言活動といった側面で後方から支えているのが、日本を含む世界四二カ所にある事務局である（二〇二三年現在）。それぞれが独立して活動を行いつつも、相互に補完する「水平ネットワーク型」の組織形態になっている。

ＭＳＦは緊急医療援助団体のイメージがあるようだが、七四の国と地域での活動では、現地の保健医療体制や医療技術の慢性的、恒常的な問題に関係している場合が多く、医療援助を提供する団体として一年以上の中長期的なコミットメントが求められる。現場によっては何十年も続いているプログラムもある。ＭＳＦが独自に医療施設を設置、運営することもあるが、多くの場合、年単位のコミットメントを行い、現地保健当局管理下にある病院を支援し、人材を含め現地医療体制の強化に貢献する。

一方で、突発的な事態、すなわち、紛争の勃発、大規模災害、感染症の流行、難民・国内避難民の発生など、人びとの生命が危急的に脅威に晒されていて、限られた時間内での集中的な対応が必要とされる場合にも、機敏に応じられる態勢が整えられている。

各オペレーション・センターには、年単位での計画に基づく活動を管理する部署とは別に、緊急デスクと呼ばれる部署がある。緊急事態の中でもとりわけ危急の緊急事案に対応する部署だ。そこでは、突発的な緊急事態に対応できるだけの経験と専門性を持った人材がプール（登録）されている。分野は医療、ロジスティックス、サプライ、水・衛生専門家、総務・人事、経理などだ。緊急事案が発生すると、経験の豊富な専門家で構成された緊急対応チームが組まれ、現場に送られる。そのチームを統率、指揮するのが緊急対応コーディネーターだ。

緊急対応コーディネーターはチームを統率、指揮する役割を担うと同時に、有事の際には真っ先に現場に入り、限られた時間内に現地の状況を把握し、各分野の専門家からの意見を集約してニーズを確定、包括的な戦略と行動計画を立て、必要な資源（人材、物資、資金）を緊急デスクと協議し、要請する。

また援助活動を続けながら、流動的に変化し続ける情勢、ニーズに対応するべく、必要であれば戦略や態勢などを都度見直して行動につなげるなど、細心の分析と判断、機敏な決断と行動が求められる。人道医療援助活動を実際に行うための環境を確保することも重要な責務だ。医療従事者、非医療従事者問わず、いくら高い専門性や技術、豊富な経験を持つ人材を有していても、活動できる環境が整っておらず、援助が必要な人びとに到達できなければ、なんの役にも立たない。どんな素晴らしい活動計画があっても、絵に描いた餅でしかない。

活動現場が法治国家にあれば、医療行為、医療物資の輸入、施設設営基準、移動の規制など、ありとあらゆる分野で法的な規制があり、当局との折衝が必要となる。場合によっては法的規制のみならず、政治的な理由など当局の思惑によって移動や活動が阻まれることもある。

法治が及ばない地域であれば、当該地を実効支配している組織や共同体と折衝、交渉をする必要もある。ＭＳＦが無償で提供しようとする援助が、現地で有償で医療を提供している人びとの経済機会を脅かすこともありうる。

また、紛争地など治安が安定していない地域では、なによりもチームと患者の安全確保は最重要課題であり、安全確保のために可能な限りの対応策をとる必要がある。そういったさまざまな課題をクリアして初めて医療チームは医療援助活動を行うことができる。いかなるステークホルダー（利害関係者）とも折衝、交渉してチームの安全を確保し、活動ができる環境を整えるのが緊急対応コーディネーターの役割である。

緊急対応チームと年単位の活動に従事するチームの違いは何かと聞かれることがよくある。ひと言で表現するのは難しいが、キーワードを挙げて説明するならば、緊急対応チームでは、より合理的思考に基づく判断と行動力、前例にとらわれない柔軟性が必要とされ、潜在する危険や損害の可能性を認識した上で行動をとるリスク・テイキングの大きさに違いがあると言えるだろう。

限られた時間的制約の中での判断と行動を要求される緊急時においては、命を救うことを最優先事項としているため、多くの不確定要素の中で推測と仮定に基づいて行動せざるを得ない。その時点で最大限知り得た情報をもとに、状況とリスクを分析し、考えられる限りのリスク低減策を考えて行動に移すのだが、リスクを完全にゼロにする策など存在しない。

そのため、緊急対応コーディネーターに求められるのは、考え得るリスク低減策をとっても、なお残るであろう不確定要素とリスクを受け入れるか否かを判断することなのである。

だがその判断のために無駄に時間を費やすことはしない。行動をとって、一〇〇人の生命を救うことができる可能性もあるが、患者が一人も病院に運ばれてこなかったという結果になることもありうる。また、初めての地に調査に出向く際、自分たちの身の安全は完全に保障されていないが、その調査の結果、一万人の人びとの生命が脅かされているということが判明する可能性もありうる。状況分析とリスクをとるか否かの判断は、緊急対応コーディネーターに委ねられる。

緊急事態発生直後の状況は混沌としているのが常だ。〝混沌の中でも秩序を見出す能力〟が強く求められる。六年間、緊急対応チームの一員として活動しているが、緊急の現場に同じ状況、環境は存在せず、常に学び続けている。

ガザまで約一六〇〇キロメートル（イエメン）

二〇二四年六月、僕はパレスチナの地から約一六〇〇キロメートル離れたイエメンの地で、コレラの疑いのある症例が急増している状況に対応すべく奔走していた。

イエメンでの活動は二〇〇九年来、七度目となった。サーレハ大統領下の政権とフーシー派との北部第六次軍事衝突（二〇〇九年）、同政権と南部運動との軍事衝突（二〇一一年）、ハーディ大統領下の政権とアンサール・アッラー（二〇一一年より公式名称として採用、通称フーシー派。以下本書ではフーシー派と記す）との内戦（二〇一七年）、二度にわたるコレラ対応（二〇一九年）、新型コロナウイルス感染症対応（二〇二〇年）と、イエメン情勢の変化を節目節目で見てきた。

MSFの海外派遣スタッフとしての活動はあくまで自発的な意志によるものだから、治安に対する不安などを理由に拒否することはできる。だが派遣地を選ぶことはできない。だから七度のイエメン派遣もニーズに基づいたもので、特にこちらから希望した結果ではなかった。それでも僕がMSFでの活動を始めてから中東地域に派遣される機会が多かったのには、それなりの理由があったようだ。

まず僕がフランス語をまったく話せないのでフランス語圏の活動地では役に立たないこと、第二に二〇一一年以降のアラブの民主化運動の流れの中で中東地域での緊急人道医療援助のニーズが急増したこと、第三にそれまでMSFはアフリカ大陸での活動には豊富な経験と知見を持っていたが、中東地域においては限定的で、人材についても限られていたことだった。僕がMSFの活動に参加する以前に、中東での石油開発業やアラビア語の語学留学などを通して得た中東地域の知見は、MSFの活動において大いに役立っていると思う。それでもなお、MSFの人道援助の活動現場で見聞きし経験することは、自分の中東やアラブ世界に対する理解がどれだけ限られていたものだったのかを思い知らせてくれる。また一つ、また一つと学び、時には思い込みを修正し、新たな視点を得て、理解を深めている。

僕が中東地域に関心を持ったのは、思い起こせば高校生の時に、世界史の授業でイスラム教の始まりと、その後の各地域で勃興しては衰退する支配勢力の歴史に触れたことがきっかけだったように思う。時代の縦軸にも横軸にも複雑に入り込んで変化する地域の勢力図や人びとの移動には、想像を大きく掻き立てられた。
そして一九九〇年のイラクのクウェート侵攻と湾岸戦争には、教科書でしか知ることのなかった過去の出来事が、まさに自分が生きている時代に起きているという現実を突きつけられた気がした。それと同時に、国際石油資本（通称、オイル・メジャー）と二枚舌、三枚舌がまかり通る冷徹な国際政治外交によって踏み荒らされた中東地域の歴史に悲しみと怒りさえ覚えた。自分の関心が、常に中東、アラブ、イスラム地域へ向けられるようになったのはこの頃からだった。そして僕は中東での石油開発業を皮切りにして、中東に当事者として関わるようになった。

二〇二四年六月六日、イエメンのフーシー派軍事報道官が、ガザ南部のラファにおけるイスラエルの軍事作戦に対抗して、イラクのイスラム抵抗勢力とともに、イスラエルのハイファ港の船舶に対して二回のドローン攻撃を行ったと発表。イラクのイスラム抵抗勢力も攻撃を認めた。六月一三日にはフーシー派の指導者アブドゥルマリク・アル・フーシーは、イラクのイスラム抵抗勢力と協力してゴラン高原からイスラエルへの攻撃を開始していると発表した。その詳細は米国のシンクタンク、The Washington Institute for Near East Policyの六月一七日付記事でも述べられている。[*5]
イスラエル側からの公式声明が出ていたかどうかは定かではない。だが、イエメンのフーシー派とイラクのイスラム抵抗勢力が、イスラエルに対する合同軍事作戦を実施したことが事実であれば、イスラエルに対するいわゆる〝抵抗の枢軸〟と呼ばれるネットワークによる共同戦線が具体的な行動とともに表舞台に姿を見せたことを示唆している。これはガザ地区におけるハマスとイスラエル間の紛争の中東地域への拡大を意味していた。

〝枢軸（axis）〟という言葉は、国際政治の中で時折耳にする。第二次世界大戦時には〝枢軸国〟という表現がなされたし、米国同時多発テロ事件後の二〇〇二年にブッシュ米大統領が一般教書演説をした際にはイラク、イラン、北朝鮮を非難し〝悪の枢軸〟という表現が使われた。

最近メディアや中東情勢を追っている研究者などが使っている〝抵抗の枢軸〟という表現がある。いつ、誰が初めて使ったのか僕は知らないが、一般的には大方〝イスラエルと、それを支持する米国に対抗する、イランと連携する中東各地の民兵組織のネットワーク〟という意味で使われているようだ。〝アラブの民主化運動〟の波がシリアにも押し寄せ、シリア情勢が緊迫し始めた二〇一二年には、イランの要人が、〝抵抗の枢軸〟という表現を使って、中東域内および国際的勢力、つまりはイスラエルに対峙《たいじ》していく上でのシリア・アサド体制の重要性に言及していたようだ。*6

*5 https://www.washingtoninstitute.org/policy-analysis/iraqi-groups-and-yemens-houthis-claim-more-joint-attacks-israel

六月六日のニュースが、イエメンでコレラ対応に忙殺されていた僕の注意を引いたのには理由があった。フーシー派が反米、反イスラエルの立場をとってきたのは今に始まったことではなく、彼らが直接イスラエルに対しなんらかの行動に出ることは予想できたし、実際紅海上で船舶を攻撃または拿捕《だほ》する事件もすでに起きていた。しかし、他方、イラクにおいてもシーア派民兵組織による米軍施設への攻撃などが行われていた。ハマス、ヒズボラ、フーシー派、イランのそれぞれの持つ宗派的なイデオロギーや成り立ちを踏まえると、それぞれが共闘するためのハードルはかなり高いものと思われた。そんな中でのイエメンのフーシー派とイラクのイスラム抵抗勢力からの声明は、イスラエルに対し〝共闘〟を公言したと捉えられ、いよいよガザ紛争は、公然と、地域内戦争の段階に入ったと思われたからだ。

それぞれを特徴づけるイデオロギーを簡単に説明するには無理があるが、いくつかのポイントを挙げることはできる。ハマスは、イスラム教スンナ派という宗派的なバックボーンを持つ、エジプトを発祥とするムスリム同胞団を母体にしたイスラエル対する抵抗組織だ。一九八七年の非武装で抵抗した第一次インティファーダを契機に結成されたが、その前身は、福祉、医療、教育など草の根レベルでの社会福祉事業や活動をしていた人たちの集まりだった。その後、政党・武装組織という性格を帯びるようになる。イスラム主義に基づく組織で、シリア内戦では反体制派を支援。ヒズボラは一九八二年にイスラエルのレバノン侵攻に対抗するために結成されたシーア派イスラム教の政治・軍事組織。シーア派（一二イマーム派）を国教とするイランとは人的、物的、思想的なつながりがあり、シリア内戦ではアサド体制を支援した側。イエメンのフーシー派は、シーア派の一つとみなされるザイド派の政治・社会的復興を志す起源を持つという点からみれば、同じシーア派という意味でイランとつながるかもしれないが、だからといって宗教的にも政治的にもイデオロギーが一致しているわけではない。昔から反米、反イスラエルのスローガンを掲げている。そして人口の六割がシーア派のイラクにおける人民動員軍に関係のある民兵組織の多くは、イランの革命防衛隊に近い。イラクのイスラム抵抗勢力もこの流れだ。

このようにそれぞれの宗派的なイデオロギーやシリア内戦での立ち位置などをみると、お互い相いれない部分があるのだろうが、唯一、反イスラエルという共通項を持っている。イスラエルとの関係が解決すれば、それでおしまいというわけではないが、ガザ紛争においては、個々のイデオロギーを超えて利害が一致したと言ってよいのかもしれない。[*7]

同じ年の四月には、仏外相とレバノン政府高官の間で、ヒズボラとイスラエル間の緊張緩和と軍事衝突回避に向けた協議が行われていたことが報じられ、中東地域の緊張が高まっていると感じられた。

＊6 「『アラブの春』の将来」平成二五年三月（公益財団法人日本国際問題研究所）序章「『アラブの春』2年目の動向」（立山良司）21ページ　https://www2.jiia.or.jp/pdf/resarch/H24_Arab_Spring/H24_Arab_Spring.php

＊7 https://www.stimson.org/2025/irans-axis-of-resistance-weakened-but-still-dangerous/

僕がイエメンの活動に一区切りをつけ首都サナアを発った七月上旬は、パレスチナ自治区ガザでの戦闘停止などの交渉再開に向けた外交調整が進められている最中だった。日本への帰国便の経由地ジブチ、ドバイで飛び込んできたのは、二〇〇発のロケット弾をゴラン高原に打ち込んだというヒズボラの公式声明だった。イスラエルによるヒズボラ司令官の一人ハッジ・アブ・ニマ暗殺に対する報復のためだという。

イスラエルによるヒズボラの司令官暗殺に対して、ヒズボラが報復目的でロケットやドローンで空爆を行うのは初めてのことではない。だがこれまでは攻撃目標も限定的で、ある意味抑制的な攻撃だった。しかし、今回はすでに戦火が域内に広がっている。それを考えるとこの空爆は、緊張度がそれ以前とは違う次元に入ったことを意味していると思われた。

続いて、七月一九日、イエメンのフーシー派がイスラエルのテルアビブを標的にした軍事作戦を実行したと発表、翌日イスラエルはイエメン港湾都市ホデイダへ報復攻撃を行った。七月三一日、ハマスは最高幹部イスマイル・ハニヤが、イランの首都テヘランで、イスラエルの攻撃によって殺害されたと発表した。

ガザまで約一万キロメートル（日本・東京）

二〇二四年八月三日土曜日、羽田空港のドバイ行きエミレーツ航空のチェックインカウンターは、円安の影響もあってか多くの外国人観光客や、親のどちらかが外国人の家族、そして海外のサマースクールにでも出かけるのか、揃いのTシャツを着た中高生の集団などでごった返していた。

　梅雨が明けたばかりの日本は、酷《ひど》すぎる暑さ、山形・秋田の大雨被害、パリ五輪と米メジャーリーグで活躍する日本人の話題で持ち切りだった。搭乗する飛行機が中東方面行きでありながら、中東地域に立ち昇る煙の匂いなど微塵も感じなかった。

　飛行機の待ち時間、いつものようにインターネットから入ってくる情報に目を通す。今年の初めに僕が派遣されたスーダンの状況は相変わらずで、政府軍と準軍事組織RSF（Rapid Support Forces：即応支援部隊）間の内戦が収束する気配はない。イエメン・フーシー派の動き、イランのテヘランでのハマス最高幹部イスマイル・ハニヤの暗殺、地中海への米国の海軍追加派遣、ガザ紛争の停戦に向けた交渉の動き、ハリス米副大統領が大統領候補へと、世界は目まぐるしく動いていた。

　一六年以上続けているMSFでの現場活動だが、出発前に緊張するのはいつものことだ。紛争真っ最中の現場に行く前は、その緊張度合いも異なる。ましてや一度も行ったことのない現場であればなおさらだ。周囲からは、「ケンさんは経験豊富だから……」と言われることがあるが、「はぁ……」と答えて別の話題に移すのが常だ。自分がどれだけ緊張し、不安を抱いているのかは自分が一番よくわかっているし、それを他人にわかってもらおうという気もないから、何と答えてよいのかわからないのだ。

いつも出発前は、心が落ち着かない不安定な時間を過ごしている。とりわけ、MSFの活動現場の中でも治安情勢が極めて不安定な現場に行く前は、イライラすることが多い。それが〝不安〟からくるものであることはわかっている。

そんな不安定な状況は、僕が中学生の頃の水泳部の大会の雰囲気に似ている。自分の順番が近づき名前が呼ばれ、飛び込み台に向かい、その上に立ったところで不安感は頂点に達する。あの飛び込み台は、せいぜい水面から目線まで二メートル程度だったのだろうが、僕にとっては一〇メートルもあるかのようだった。飛び込み台に立ち、スタートの合図の音を待ち、観衆さえも固唾を呑《の》む静けさの中に、ドクン、ドクンと自分の心臓の鼓動だけが聞こえるような瞬間。他の選手を見て、自分にも彼らのように何にも動じない強い心があればなぁと思いながら、飛び込み台の上でまだうじうじしている。そして、ひとたび水の中に飛び込んだ瞬間、後戻りする選択肢はなく前に進むことだけが自分のできることであると知らされるのだ。

そんな不安を解消するために、できるだけ多くの情報に触れ、疑問を解決しようと試みる。無知が不安や恐怖や惑いを引き起こす要因の一つになっていることは、この歳《とし》になってようやくわかってきた。今ではインターネットでその日の世界のニュースに触れることができるようになったが、そこから入手できる情報は真偽が定かでないものもあり、不安を解消するにはあまりにも無力だ。唯一、MSFの仲間が現場から送ってきてくれる情報のみが自分の不安を和らげ、気持ちを安定させてくれる。

ところで「なぜ、そんなに大変な環境で、危険と隣り合わせの活動を続けているのですか？」とよく聞かれるが、何度聞かれても答えに窮してしまう。あれやこれやとそれらしい答えを探して答えるのだが、それらがあと追いでとってつけたような理由であることは自分自身が認識している。

ＭＳＦの創立のきっかけは憤りだった。一九七一年、ナイジェリアのビアフラ戦争時に、ある団体の医療援助活動に参加したボランティア医師らが、人道危機を目《ま》のあたりにしながら中立性を守るために沈黙をする姿勢に疑問を感じた。そしてそのような人道危機に対する憤りからジャーナリストらとともにＭＳＦを創設した。それ以来、ＭＳＦは人道危機にある現場に立ち、その現実に対峙し声を上げ続けている。

「だっておかしいじゃないか」

これは僕の言葉だ。世界に関心を持つようになった一〇代、右も左もわからないまだ大人になる前の自分には、国際政治の論理がどうしても理解できなかった。それは自分がただ若く、知識がないからなのかと思い続けながら、大学で学び、石油開発業に身を置き、中東情勢に関心を向けてきた。しかし歳を重ね、仕事を通じ経験を積んでも、それでもなお、国際政治の論理と矛盾を理解することができなかった。国家、利益、利害、外交……その都度いろいろな理由づけを耳にしたが、それでもわからないものはわからなかった。と同時に、そのような国際政治に翻弄される人びとがいることを知って感じたのは、「だっておかしいじゃないか」ということだった。それは、MSF設立のきっかけとなった人道危機に対する憤りとつながるところがあった。

世界のいたるところで起きている人道危機は、〝心の領域〟をも侵害し、人間としての尊厳をないがしろにする。それらは権力を持った〝体制〟であったり国際社会によって引き起こされたりしている。それを何事もないかのように受け入れたとしたら、〝人道〟という言葉は、意味を失い、魂を失った言葉はいずれ死語となるだろう。僕がMSFで活動を始めた理由は、そういった人道危機を引き起こしている状況に挑戦することでもある。

戦後の高度経済成長期に日本で生まれ育った僕は、先人と日本という国のおかげで、人間の尊厳というものに対して特段の意識を向ける必要はなかった。また特別な努力をしなくても、何となく生きることができたように思う。社会が自分を守ってくれたためだと思っている。

それでも、僕が通っていた、当時〝県下で随一の校内暴力で荒れた学校〟と言われた公立の小中学校には、さまざまな家庭環境の友人がいた。世の中には置かれた環境によって虐げられる人たちがたくさんいることを教えられた。そんな友人たちと一緒に過ごすうちに、子どもながらに感じた世の中の不条理と、どこに納めたらよいのかわからない怒りや悲しみは、深く僕の心の中に染み付いたような気がする。

世界には、闘わなければ、人間としての尊厳を守ることができない人びとがたくさんいる。日本国内でも同様のことがあり、もしかしたら、自分自身がその境遇に陥るかもしれない。そのような危機感に比べれば、活動に出発する前の僕の不安など大したことではない。出発するかどうかは自分が決められるのだから。

ＭＳＦの活動を続けていると、偉いとか、清らかだとか、凄いなど、身に余るほどの言葉をかけられることがある。しかし自分にとって、ＭＳＦの活動は極めて普通のことで、周囲から褒められるようなものではないというのが、正直な気持ちだ。困難なことがあっても、それを上回る楽しさや嬉しさを感じ、充実感があるから続けている。僕たちは人道と医療という名のもとに、誰からも強制されることなく、自分の意志で走り続けている。

ガザまで約二〇〇キロメートル　（ヨルダン・アンマン）

ヨルダンのアンマンに到着したのは日曜日の午後をまわっていた。過去、最後にクイーン・アリア国際空港に降り立ったのはシリア危機の始まりの二〇一二年で、すでに一二年も経《た》っていた。建物こそピカピカで高い天井の広い空間に変わっていたものの、ターミナルは国際線、国内線合わせても二つだけで、ドバイ、カタール、イスタンブールのような巨大ハブ空港の規模ではなかった。

ＭＳＦの海外派遣スタッフが現場に出向く際には、事前に入国のための手続きについて説明を受ける。国によっては法制化された入出国手続きがあっても朝令暮改のところもある。また、入国してからＭＳＦによって指定された場所まで移動する際にも、言葉が通じない場合もありトラブルになることがある。そのため、政情や法制が不安定な国などではＭＳＦの現地スタッフが出迎えるのが常だ。

しかし、ヨルダンは、日本でも知られている通り中東地域の中では政情、治安が比較的安定していて、信頼性の高い観光業者もいることから、ＭＳＦでは観光業者に海外派遣スタッフの空港での受け入れと移動手配を委託していた。当日その業者から派遣された運転手が空港で出迎えるとの説明を受けていた。僕が、預けていたスーツケースを引き取り、到着ロビーに出ると、何人かの男たちが、出迎えるべき人の名前を書いた紙を持って待っていたが、僕の名前を見つけることはできなかった。そこでロビー内を見渡しながら歩いていていると背後から「ケン？」と声をかけられた。振り向くと一八〇センチほどの背丈で筋肉質の体つきの男性が細い目の目じりを下げて立っていた。

「今、来たんだよ。ひどい交通渋滞で……。でも間に合ってよかった」

筋肉質の体にピタッと張り付いたように見える青いジーンズとポロシャツを着こなし、ウェーブのかかった黒髪に、前頭部まで上げたサングラス。その風貌は快活で若々しかった。ナーイフという名の彼は、有無も言わさず僕のスーツケースの取っ手をつかむと、せわしく駐車場へと足を進める。僕は慌てて彼の後を追った。

ナーイフは国内旅行代理店を個人で営み、生計を立てながら、この五年ほどはMSFの海外派遣スタッフの送迎を一手に引き受けているという。ヨルダンにおけるMSFの活動やスタッフにも精通している上に、旅行代理店だからホテルにも顔が利く。彼のサービス精神に甘えて、MSFのアンマン事務所は、ホテルの手配などのサポートも依頼しているとのことだった。

彼にとっては、彼の車が事務所であるようだ。中国製の高級車を大事に扱っているのがよくわかる。座席は革張りで運転席と助手席の間には一〇インチサイズほどのタッチパネル式の液晶ディスプレイを備え付け、「Ｗｉｆｉも完備してるよ。パスワードは……」としきりに勧めてくれる。海外派遣スタッフが異国の地に着いた時、まず何を必要とするのかを熟知しているようだ。ＭＳＦのスタッフの送迎を一手に引き受けてきた経験からだろう。

空港から市内まで、渋滞がなければ三〇分ほどなのだが、よほど早朝でもない限り、渋滞は避けられない、慢性的なもののようだ。彼は運転中も、ホテルやＭＳＦの総務担当に電話をしたり、インターネットのつながったタッチパネルでワッツアップ（メッセージアプリ）に投函されるメッセージを読んで返事をしたりと、あれやこれやと忙しい。どうやら、僕が泊まるはずのホテルの部屋が確保されていないようだった。「毎度のことなんだ。総務担当がちゃんと確認しないから、いつも俺が片付けなきゃならない。俺はＭＳＦのスタッフでもないから、指定された場所にお客さんを送って、降ろして、後のことは知らないって言えばそれで済む話だし義理もないんだけど。だからと言って、俺たちの（アラブの）兄弟を助けに異国の地に来てくれたMSFのスタッフを放っておくことはできないよ。まったく……そんなこんなでいつもこんな調子なんだよ」と言って、知り合いのホテルの予約担当に話をしている。

左手でハンドルを操り、右手でタッチパネルのメッセージを見て返事をし、ドアの内側のポケットにスマートフォンを入れ、手放しで話ができるようにマイクをオンにし、一つのホテルとの電話を切ったら次のホテルに電話をかけ、その都度、僕に状況を説明してくれる。その合間に、お腹はすいていないか、何か胃に入れたか、Wifiを使いたくはないか、とあれこれと気にかけてくれる。

僕は長旅で疲れていたので適当に相槌《あいづち》を打ちながら、車窓を流れる風景をぼんやり見て、旧約聖書に書かれた話やアラビアのロレンスなどを思い出していた。アンマンは歩行者のために設計された街じゃないなあと改めて思ったが、岩肌を見せたなだらかな高低差のある丘陵や石造りの建物は、異国情緒があり、落ち着きを感じさせてくれる風景だった。

アンマンにはMSFの事務所と宿舎があるのだが、ガザへ派遣されるスタッフだけはMSFの宿舎ではなくホテルに宿泊することになっていた。アンマンはイスラエル、ガザへ行くための中継地でしかない。また、ガザから戻って来たスタッフが母国へ発つ前に、それまでの活動現場から遮断された、全く別の環境として整えられた空間に身を置いて、精神的なケアを行う必要があるからだった。

何はともあれ、ナーイフの機転の利いた対応のおかげで、車がホテルに到着する前には部屋が確保されていた。交通渋滞もあって投宿したのは夕方だった。ナーイフは相変わらず駆け引きのないホスピタリティの精神を全面に出して、申し訳なさそうに到着の遅れを詫びた。市内の交通渋滞についてさえ、アンマン交通局の代わりに謝ってくれているかのようだった。僕は十分にお礼を言って部屋に入り、ベッドに横たわり、少しの間のつもりで目を閉じたのだが、そのまま寝入ってしまった。

アンマン～ヨルダン川西岸地区～エルサレム～イスラエル

去る二〇二四年五月七日、イスラエルはパレスチナ自治区ガザとエジプトの境界にあるラファ検問所にあるパレスチナ側施設を占拠し、検問所を閉鎖した。そしてラファへの軍事作戦が始まった。ラファ検問所は人道物資を搬入する重要なルートだった。

五月二四日、エジプトと米国は、ラファ検問所が再開されるまでの暫定措置として、ガザ地区とイスラエルとの境界にあるケレム・シャローム検問所からの人道援助物資の搬入を許可することに合意した。それ以来、ガザ地区にいる人々のライフラインは完全にイスラエル当局に握られ、それは当局のさじ加減一つで人や物資の搬入をいつでもゼロにできることを意味していた。

僕たちはまず、ヨルダンのアンマン市内からパレスチナ自治区ヨルダン川西岸を通り抜けてイスラエルに入った後に、ガザ地区入りすることになった。

アンマンのホテルには、僕以外にも何人かの医療従事者が宿泊していた。MSFのバルセロナのオペレーション・センターから派遣されたスペインチームの緊急対応コーディネーターである僕と、パリのオペレーション・センターから派遣されたフランスチームの医療チームリーダー以外に、世界保健機関（WHO）枠から派遣されたイギリスから来た二人の外科医だった。

八月六日火曜日午前五時半、僕たちはナーイフの車でホテルを発ち、集合場所であるアンマン市内の国内長距離バス会社ジェットバス（JETT）の乗り場に向かった。バス乗り場にはすでに五〇人ほどの関係者が集まっていた。すべて国連職員をはじめとする人道援助活動関係者だった。

予定時刻を過ぎてもバスが来ないため、一人ひとりが随行員に同じようなことを聞き始めた。「バスはどうしたの？」「手配は順調なの？　あっそうなの。ふ～ん」といった単純な質問だったが、数分置きに繰り返されて、煩わしくなったのだろう。随行員はいつの間にか姿を消してしまった。当初は緊張していた乗客たちも、バスが三〇分も遅れると勝手に動き回るようになった。結局バスは予定よりも一時間程遅れて到着した。僕たちは各々のスーツケースをバスの脇腹の収納庫に収め、座席に腰を据えた。

乗客が席に着くと、いつの間にか随行員が現れ、何事もなかったかのように旅程を説明した。

ナーイフはスマートフォンの電卓機能で一人当たりの運賃を計算している。大型バスのチャーター料金を乗客五〇人で割るのだ。彼は「一人当たり八ヨルダンディナール、ドルなら……」と告げると、金を回収して運転手に渡した。ここでもナーイフならではのホスピタリティ精神が発揮されている。見ていて気持ちが良かった。彼は僕のところにやって来ると「幸運を。どうか気をつけて。六週間後に迎えに来るから。無事の生還を祈っている」と言ってバスを降りた。時計の針は午前七時を回っていた。

アンマン市内からヨルダンの国境出入国管理事務所のあるキング・フセイン橋（イスラエル側の呼称はアレンビー橋）までは一時間ほどだった。出入国管理事務所では、各々が荷物を降ろし、X線に通す。さらに五〇人分の鞄を一つひとつ開けて目視チェックするのだから時間がかかる。イギリス人外科医は一番大きいサイズのスーツケース一杯にお土産を詰め込んでいた。そのため、係官による検査には長い時間がかかった。

実はイギリスからの二人はガザが初めてではなく、今回のイスラエルとハマスとの交戦が激化した数カ月後にはガザで活動していたという。その時にありとあらゆる物資が不足しているガザ市民の窮状を目のあたりにしていたために、あれこれと現地スタッフへの手土産を詰め込んできたという。当初は直後の混乱状態で、また、エジプトからラファ検問所経由でのガザ入りであったため、検査もそれほど厳しくなかったのかもしれない。

しかしヨルダンからイスラエル経由でのガザ入りは勝手が違い、より厳しくなっている可能性があった。

僕たちは税関を含めたイスラエルによる検問でのトラブルを極力避けるよう、ガザへの持ち込み品についてはイスラエル当局のルールに従うようにと神経を尖《とが》らせていた。MSFとしても、特定の現地スタッフへの手土産は、仮に頼まれたとしても、持ち込んではならないというルールになっていた。個人的な関係から善意で何かを持ち込んだために、ガザの現地スタッフの間で不公平感が生じ、微妙な問題に発展したことがあったからだ。

紛争が激化したのが二〇二三年の一〇月、MSFの緊急チームがガザ入りしたのが一一月中旬、それから海外派遣スタッフは最長で六週間のローテンションで入れ替わっていたから、僕がガザ入りした以前に少なくとも五回の人員の入れ替わりがあったことになる。その都度、個人的な〝お土産〟が持ち込まれれば、不公平と捉えるスタッフがいる一方で、一つや二つどころではない大量の〝お土産〟を頼むスタッフも現れ、要望も一層エスカレートしてきたという。善意がどれほどデリケートな問題を引き起こすか、想像に難くないだろう。極度の物資不足に苦しんでいるのはガザの全ての人びとで、現地スタッフだけではない。

ともあれ、時間はかかったものの、荷物チェックが終わって出国料を払い、再び荷物をアンマンから来たバスに積み込み、距離にして約五キロのイスラエル側の出入国管理事務所へ向けて出発した。一〇時前になっていたから、ヨルダンの出国手続きに二時間かかっていたということに後で気づく。

イスラエル側と書いたが、厳密にはパレスチナ自治区ヨルダン川西岸地域においてイスラエルが行政権・警察権を担っている地区という意味である。ヨルダン川西岸地域は、行政権と警察権に応じて区分されている。行政権・警察権ともにパレスチナ自治政府が担うA地区、行政権はパレスチナ自治政府、警察権はイスラエルのB地区、行政権・警察権ともにイスラエルの管理下にあるC地区の三つがあるのだ。

イスラエルの入国審査の建物に向かう道の左側のレーンには貨物検査と通関手続きを待っている商業用大型トラックが長蛇の列をなしていた。それとは別のレーンが一般車両用となっており、僕たちのバスは、長く連なるトラックの列を横目に前へ進んだ。ちなみにヨルダン川は夏場で涸《か》れていたのだろうか、水がなく、どこがヨルダン川なのかもわからないまま橋を渡った。

入国審査の建物に着くと僕たちはバスを降り、再び荷物を取り出し、荷物検査に向かった。長い行列、厳しい検査が繰り返される。しかし、イスラエル側ではシステム化している分、たとえ担当官から質問されても、規則にのっとっている限り心配する必要はないはずだ、と気張っていた。おそらく朝令暮改のヨルダンとは異なるだろう。審査場で働いているイスラエル人スタッフは皆、若かった。高校生くらいに見える若者もいたが、正規職員か、アルバイトなのかはわからなかった。

一連の入国審査を終え、建物を出たのは一一時半、そこで、イスラエル側で手配されたバスを待った。軽食を摂《と》ったりしながら一時間ほどすると、バスが到着した。一番大きなスーツケースを持参した外科医は、大柄でがっしりした体つきだが、さすがに三度目の荷物の詰め込み作業となると堪《こた》えているようだった。僕はといえば、手荷物の他は、七キロの機内預け入れ用バックパックだけで、皆が「ええっこれだけ？」と驚くほど軽装だったので彼に貸す手は有り余っていた。リビア、シリア、スーダン……と、長年にわたり、何度も退避を経験してきたからこその知恵だった。

逆戻り

バスに乗り込みひと息ついたところで、イスラエル側からの移動許可を待っていると説明された。ガザにいる前任者セシリアにメッセージを送ると、〝ケレム・シャローム付近で爆発があった〟と返事があった。〝ハマスがロケット弾を撃ち込んだというが、確認中〟だそうだ。しばらくして随行員からも同じ説明があり、移動許可が出るまで待機となった。一二時四〇分、ケレム・シャローム検問所は閉鎖され、本日中に移動許可は出ないとイスラエル側から通知があったと告げられる。かくしてヨルダンのアンマンへ引き返さなければならなくなった。

四時間ほどをかけたヨルダンからイスラエルの入国審査所までの出入国のプロセスを完全に逆戻りするはめになった。イスラエルからの出国、荷物検査、ヨルダンへの入国審査、荷物検査といった感じだ。相手は出入国審査の当局だからプロセスを簡略化する交渉の余地は微塵もない。もちろん、バスの手配も例外ではない。イギリスから来た外科医の顔が悲しげなのは、大きなスーツケースの積み下ろしのせいだろうと察しがついた。

唯一の救いは、アンマン市内で別れたナーイフが、僕たちと入れ替わりにガザから戻ってくるスタッフを迎えるために、ヨルダン側の入国管理事務所に来ていたことだった。

僕たちがヨルダンの管理事務所を出たのは夕方の六時を過ぎていただろうか。緊張と疲労と困憊《こんぱい》。前任者のセシリアとは現場で引継ぎをする予定だったが、それができなくなったので、ホテルの部屋でオンラインで引継ぎをすることになった。引継ぎを終え、ロビーのレストランに降りると、フランスチームの医療チームリーダーとイギリスから来た二人の外科医はビールで喉を潤しひと息ついていた。僕はとにかく何かを腹に入れて明日に備えて早く寝ようと、胃もたれしそうなハンバーガーを口にして、早々に部屋に戻った。

日課となっているニュース巡りをすると、一週間前、ハマスの最高指導者イスマイル・ハニヤがイランで暗殺されたのと同じ七月三一日に、ガザ北部で、空爆により殺害された衛星テレビ局アルジャジーラの二〇代の特派員とカメラマンについて触れていた。彼らは同指導者の生地付近での取材中に空爆があったため、別の場所に車で移動している最中に空爆に見舞われたという。

僕がアンマンに到着した八月四日に、避難所として使用されている学校二校が空爆され、少なくとも三〇人が殺害されたという報道を思い出した。イスラエル軍は同学校がハマスの指令センターとして使われていたためだと説明していた。

イスラエル軍によるガザへの攻撃にはもはや〝人道〟などという言葉は存在しない。それが現実なのだと、改めて自分に言い聞かせた。莫大な軍事力をもって無差別にガザを攻撃するイスラエル軍と、素手で瓦礫《がれき》をどかして犠牲者を助け出そうとするガザ市民。この不釣り合いと不条理に対する怒りと心の痛みを感じながら、その日が広島原爆投下の日であることに思いを馳せた。

平和祈念式典に、駐日イスラエル大使を招待するか否かで、広島市と長崎市とで対応が分かれた。ロシアとベラルーシの大使を招待せず、イスラエル大使を招待するのはダブルスタンダードではないかと批判を浴びた広島市に対して、長崎市はイスラエル大使を招待しないことを明らかにした。これに欧米諸国は抗議して、G7の日本以外の六カ国と欧州連合（EU）は出席を取りやめた。長崎市長は八月八日、会見で「決して政治的な理由で招待しないわけではなく、平穏かつ厳粛な雰囲気のもとで式典を円滑に実施したいという理由」と説明した。

イスラエル入り

翌七日は、前日とは違い、いたってスムーズに進んだ。午前一〇時にはイスラエル側で手配されたバスに乗りこみ、ガザ地区への入口、ケレム・シャローム検問所に向かう。約三時間の道中、バスから下車することは許されない。世界遺産や国際協力機構（JICA《ジャイカ》）プロジェクトで知られるパレスチナ自治区のジェリコを脇に見て、国道一号線をエルサレムの北側を通って東西に駆け抜け、国道六号線を一気に南下。二〇二三年一〇月七日、ガザ地区からの武装集団の攻撃に晒され犠牲者を出したイスラエル南部の集落ニール・オズから二キロほどのところをかすめ、一二時四〇分には検問所に到着した。先進的なピボット式灌漑《かんがい》農場や工場が見える。それらがイスラエルによる入植活動の産物であるかもしれないこと、この土地を追われた人たちのこと、これからさらに入植をしようとする人たちのことを考えると複雑な思いになる。

他者を追い出しつかんだ土地と繁栄、戦う以外の選択肢しか残されていない追い詰められた状況、征服か服従か。僕の中に湧いてきたそんな複雑な思いの中にも、はっきりとした感情があることに気づく。それは、自分の利のために、人びとの平穏な暮らしを破壊した誰か、さらに当事者の争いを高いところから見物をしている誰かに対する怒りだ。

ケレム・シャローム（イスラエル）〜ガザ地区へ

ケレム・シャロームに着くと駐車場でパスポートと氏名の確認をされ、再び移動許可を待つ。その間、ほんの一〇〇メートルも離れていないところに陣取る戦車からドーン、ドーンという砲弾の音と振動が伝わってきた。個人的な経験から、それが目標に向けて放った砲弾の音で、着弾したものではないことがわかっていても、反射的に肩をすくめてしまう。

イスラエル当局からの許可が出て、駐車場からコンクリートの壁に仕切られた、検問所のある敷地内へと移動した。そこにはガザ地区内から来た七台の車両が待っていたが、僕たちは依然バスの中で待機するように指示された。そして五分後に出発する旨が伝えられる。

一三時半、七台からなる車列は検問所を出発し、砂煙を立てながら一路北へと進路をとった。地図で見ると、左手にはガザ空港の跡、右手には農地が広がっているはずなのだが、視界に入ってきたのは、人影のない殺風景で荒涼とした土漠だった。進路は砂で覆われ、かろうじて残っている轍《わだち》を頼りに進む。そんな光景が三キロほど続くとようやくところどころに破壊された建造物と人影がまばらに目に付くようになり、そして、ガザ地区の南から北までをつなぐ主要幹線道路サラーハ・アル・ディーン（以下、簡略化してサラハッディーンと表記する）道路にぶつかった。この道路はラファを通り、北東へ約一〇キロでハーン・ユニス、さらに一〇キロでデル・バラ、一五キロでガザ市、一〇キロで北部ガザ、イスラエルとの国境エレズ検問所まで続く（11ページ地図参照）。

福岡市よりやや大きいだけの面積のガザ地区を大きく分けると、北部（北部ガザ、ガザ市）、中部（デル・バラ）、南部（ハーン・ユニス、ラファ）に区分できる（11ページ地図参照）。

ガザ地区の合計人口は、メディア記事やレポートによってまちまちだが、今回の紛争以前ではおおよそ二二〇万人と言われていた。内訳は、北部ガザ四四万人、ガザ市七五万人、中部デル・バラ三二万人、南部ハーン・ユニス四三万人、南部ラファ二七・五万人だ（出典：アルジャジーラ）。

ガザ地区には、南端から北端までを貫く二つの主要幹線道路がある。一つは海岸線を走るアル・ラシッド道路（以下、アッラシッド海岸通りと表記）、中央に大動脈であるサラハッディーン道路だ。

イスラエルはサラハッディーン道路とアッラシッド海岸通りの間に〝人道地域〟と呼ばれる地域を一方的に設定し、そこにガザの人びとを追いやり、ガザ封鎖のために建てられた壁沿いから西側一帯に目を光らせていた。

ラファからハーン・ユニスへの道、サラハッディーン道路に入ると、人影がパラパラと目につき始め、同時に徹底的に破壊された建造物と瓦礫の山があちらこちらで視界に入ってくる。中にはかろうじて面影を残している建物もあるが、むき出しになった鉄筋でどうにか損傷したコンクリートをつないでいるといったものだ。

その光景は、僕がイラクのモスル市で見た光景を思い起こさせた。二〇一七年、欧米に軍事支援されたイラク軍とＩＳ（イスラミック・ステート）との闘いが続いている最中、僕はモスルに入った。インフラは損害を受け、送電線は切れ、損傷した水道管からは水があふれ出ていた。アスファルトの道路はいたるところで陥没していて、移動中、スピードを出すことも容易ではなかった。多くの建物には銃弾によって空いた穴が残っていて、中には空爆で損傷した病院もあった。それでもガザで見た光景から受けた印象とは全く別のものだった。

ガザ地区では、多くの建物は完全に破壊されているようで、多くは瓦礫と化しているから、破壊される前の姿を想像することができなかった。イスラエル軍が、〇×個の地下トンネルを破壊したと声明を出すこともあるが、その意味するところは地上の構造物だけでなく、地面とその下何十メートルの深さまでをも根こそぎ破壊するということなのだと改めて認識する。一匹の虫さえも、草も木も、一切残さないという妥協のない強い意志が見て取れる。ここに書いた状況は、僕が初めてガザの地に足を踏み入れた八月七日のことだ。その後、僕が活動した六週間、ほぼ毎日、これでもかと言わんばかりに空爆は続いていたから、その破壊はさらに徹底したものになったのだろう。

前任者セシリア

僕が宿舎に着いた時には一七時を過ぎていた。僕の到着が一日遅れたことにより、セシリアとの対面での引継ぎはその晩の数時間になったが、ほんの数時間でもお互いの顔を見ながら話すのとオンラインでは、大きな違いがあった。緊急チームで活動していると、飛行場で引継ぎをすることもあるが、それすらできないことも珍しくはない。引継ぎなしにも慣れてはいたし、そんな状況への対応力も必要とされる。だがさすがにガザの場合は、そうはいかない。とりわけ安全管理——状況とリスク分析、安全管理のルール、突発的な緊急時の対応策や退避計画——については、しっかり確認しなければならなかった。

前任者のセシリアは、緊急チームによくいるような、押して交渉をするようなギスギスしたタイプではなく、見た目と第一印象は、どちらかといえば小柄でおっとりとした感じだった。しかし彼女は、ハマスとイスラエル軍との武力衝突が激化してから、今回で二度目の派遣となる強者《つわもの》だった。

MSFのガザの活動にはフランス、ベルギー、スペインの三つのチームが入っている。各チームで活動する海外派遣スタッフの活動期間は六週間、人数は一チーム一〇名以下という制限を課している。つまり、三つのチームには合計で三〇名の海外派遣スタッフがおり、一人六週間という期間で派遣されているのだ。安全管理上の問題に加え、精神的負担を考慮しているためだ。

MSFの緊急対応の際の派遣期間は、三カ月を目安に考えられることがほとんどだ。それでも、六週間経った時点で週末をはさんだ二、三日の小休止をとることが多い。緊急対応の場合は、朝早くから夜中まで働き詰めになるのが常だから、六週間も経つと肉体的、精神的にかなり疲労がたまってくる。だからほんの数日でも、とにかく活動現場から物理的に距離を置き、情報を遮断することで、後半戦も頑張ろうという気にもなるのだ。

しかしながら、ガザの場合は事情が異なる。何よりも昼夜を問わず四六時中空爆が行われているような状況では、睡眠をとることもままならない。そのような強いストレス下では、六週間がほぼ限界だと言ってもいい。

また、三〇人という枠を決めているのは、安全管理上の理由でもあった。

前述したように、僕が到着した時にはすでに海外派遣スタッフの五回ほどのローテーションがあった。緊急事態の超急性期は、究極的に混沌としている。そんな状況で、セシリアが残した功績は非常に大きく、現地コミュニティ、当局、スタッフからも高く評価されていた。だからこそ、彼女は再度ガザ入りしたのだと思う。

退避と移動の繰り返し

ＭＳＦの緊急チームは二〇二三年一一月中旬以来、イスラエル軍の軍事攻勢によって激しく変わる状況に、退避と移動を繰り返して活動を継続してきた。戦況は一日ごとに変わり、一二月初旬にはハーン・ユニスのナセル病院に退避要求が出されたため、ＭＳＦのチームは活動の縮小を余儀なくされた。その後、避難を強いられたガザの人びとと同じくＭＳＦのチームの一部もラファへ移動した。ハーン・ユニスへのイスラエル軍による攻勢が激化する一方で、ＭＳＦはラファにて医療支援を継続した。

ところが、イスラエル軍は再び新たな退避要求をラファに対して発した。二〇二四年五月七日のことだった。ラファに身を寄せていた人びとは再び安全な場所へ移動することを余儀なくされ、ハーン・ユニスに戻らざるを得ず、それに合わせてＭＳＦもハーン・ユニスに移動した。当初、ガザ地区内のＭＳＦ以外の国際ＮＧＯ団体の数は限定的で、活動も小規模だったので、ＭＳＦが宿舎に適当な建物を探すのにもそれほど苦労しなかったのである。

僕とセシリアの引継ぎは、限られた数時間を効率よく使うために、僕がノートに書き留めていた箇条書きの確認事項に彼女が答えるという形で行われた。二三時、一通りの確認事項が終わると、「今週の活動報告を私が終わらせておくので、ラップトップとスマートフォンは明朝引き渡しということでいい？」と彼女は言った。〝そうか、今日は朝五時に起きて、アンマンを出発して、ヨルダン川西岸からイスラエルに移動して、ガザに着いたんだったなぁ〟と思いながら、「問題ないよ。僕も明日のために睡眠をとっておいた方がいいし」と答えた。

発電機が止まり静まり返った夜、耳を澄ましてみると、地中海の潮騒が聞こえてきた。この日の夜の静けさが普通のことではないというのは、すぐに知ることになる。

第二章 ガザの地で

ラファでMSFの給水ポイントから水を運ぶ人々

MSFは安全な水を配給する支援を行っている。ラファはガザ地区で最も人口密度の高い地域であるため、給水量は膨大なニーズを満たすにはほど遠い。

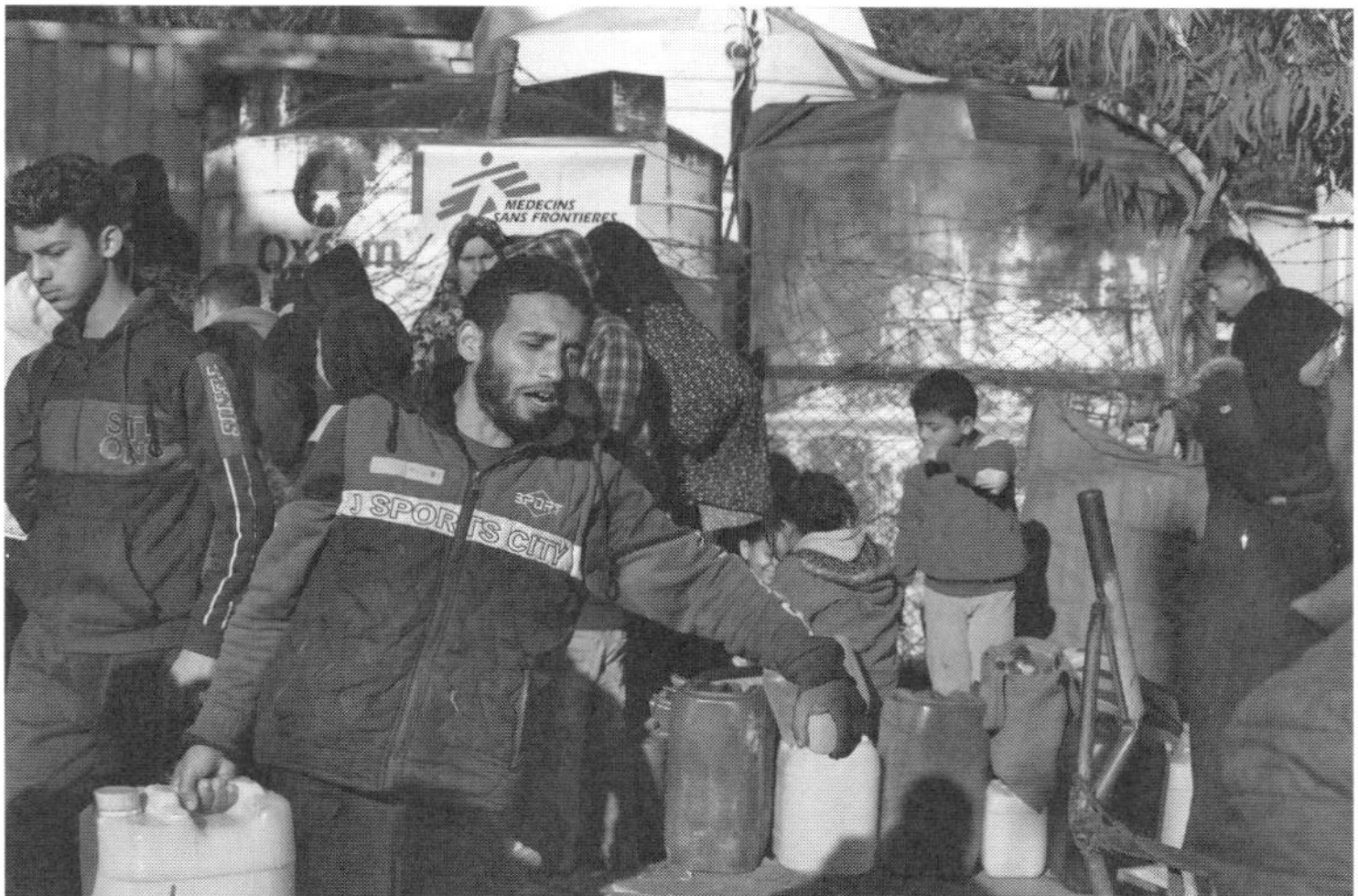

撮影日：2023年12月16日　© MSF

一日目

翌朝の朝一番でセシリアは宿舎を発ち、僕はスマートフォンとラップトップを引継いで活動を開始した。どの活動地に赴いても、最初にするのは、僕より前に到着し、すでに数日間でも数週間でも活動をしている海外派遣スタッフ一人ひとりから話を聞くこと、並行して活動現場に行き自分の目で現状を確かめること、そして現地スタッフの名前を一人でも多く覚えることだ。これが僕のスタイルとなっている。もちろん、僕自身が緊急対応の第一陣の場合は、優先事項も異なる。

先にも述べたが、緊急対応コーディネーターは活動の責任者として、各々の分野を専門とするスタッフで構成されたチームを統率、指揮し、活動を続けながら、流動的に変化し続ける情勢、ニーズに対応する必要がある。スタッフ一人ひとりにはそれぞれ違った意見があり、仮に似かよった意見であっても、大事なところで微妙にニュアンスが異なることもある。組織図に沿った官僚的なコミュニケーションでは得られないことを知るためにも、海外派遣スタッフ、現地スタッフ問わず、スタッフとの縦断的かつ横断的なコミュニケーションが非常に大切なのである。

「ケン、今日はナセル病院で病院長との定例のミーティングがあるから同席して」と言ったのは看護師のダニエラで、「ケン、今日の午後はデル・バラにある診療所でスタッフ定例の医療チームのミーティングがあるから、どう？」と声をかけてくれたのは医療チームのアルベルトだった。形式的なチームミーティングではなくて、個人的なコミュニケーションからの流れで出てきた話だが、ＭＳＦでは普通のことだ。そうこうしているうちに、到着初日のスケジュールは自然に埋まっていき、早々に車に乗り込んだ。

アッラシッド海岸通り

ケレム・シャロームからガザ地区に入りラファを通り抜けた時に見た光景、〝徹底的な破壊〟はその残像とともに僕の中に強烈な印象を残した。焦土と化すれば何も残らないからイメージ自体が湧かないが、破壊しつくされた瓦礫の山やかろうじて残った建造物の一部は、破壊者の強い〝意志〟さえ感じさせた。その光景は、サラハッディーン道路から西方に進路を変え、いわゆる人道地域へと向かうエリアでも続いていた。

ところが、人道地域でも、海岸沿いの通り、アッラシッド海岸通りでは、全く別の光景が見られた。アッラシッド海岸通りはラファからガザ地区の北端まで続く約四〇キロメートルほどの一本道だ。頭上には真っ青な空が広がり、西側には地中海がある。僕がこの地に足を踏み入れた八月初旬は最高気温三五度、アスファルトの照り返しやエアコンからの外気に悩まされる東京の殺人的な暑さに比べれば、エアコンなど不要で、遥かに過ごしやすかった。しかし、通りは人びとの生気で熱気がみなぎっていた。

道路は荷台を引くロバや馬、大型バス、給水のためのタンクローリー、買い物客などでひしめき合っていた。人力車こそなかったが、ロバや馬、自動車やトゥクトゥクの他に、荷台をつけて客を乗せるバイクも人びとの交通手段だ。一度にできるだけ多くの客を乗せるため、客待ちをする車やバイクもあり、それが交通渋滞に拍車をかけている。

トゥクトゥクやモーターバイクはもともと軽油を燃料としていたが、今回の戦争が始まってからガザに持ち込まれる物資の量は激減し、燃料も例外ではなかった。ガザ地区内での軽油の市場価格が跳ね上がったため、トゥクトゥクやバイクはプロパンガス仕様に改造されていて、人を乗せる荷台にプロパンガスのボンベが乗せられていた。

道を行き交う人や動物や車両はそれぞれほんの少しの隙間を縫うように通り抜けている。ロバ車の御者は、ロバと荷台の行く先の角度を巧みに読みながら、数センチの隙間を保ってうまい具合に手綱をさばいていた。

日本では観光などに使われているような大型バスは、たいてい国際人道援助団体や病院がスタッフの通勤のために借り上げたもので、午前と午後に移動する。淡水化された飲料水を給水所まで運ぶタンクローリーや、大きなタンクを積んだトラックは、車両そのものも大きいが、給水場所で人びとが持って来たポリタンクに配給するため、長時間駐車して道路を塞いでいる。アッラシッド海岸通りの様子は、まるで上野のアメ横が車両通行規制をなくしたような状況だった。

アル・マワシ地域

ガザ地区の南部の沿岸に、アッラシッド海岸通りに沿って、幅一キロ、長さ一四キロのアル・マワシと呼ばれる地域がある。ハーン・ユニスとラファにまたがっていることから、北側部分がアル・マワシ・ハーン・ユニス、南側がアル・マワシ・ラファと呼ばれていた。この地域はかつて淡水に恵まれ（現在は過剰取水のため帯水層〔地下水を通しやすい地層〕は塩水に侵食されてしまっている）、ガザ地区の中でも一番農耕に適した土地として知られていた。二〇〇五年にイスラエル軍と入植者がガザ地区から撤退する以前は、グシュカティフという入植地に隣接していた。

そのため、アル・マワシ地域に対しては、ガザ地区の他の場所とは異なりイスラエルが警察権を保持、ヨルダン川西岸におけるB地区と同じ扱いとし、同地域の出入りにおいて厳しい移動の制限を課していた。労働、教育、医療へのアクセスなどが阻害されているとして、「占領地の人権に関するイスラエルの情報センター（B'TSELEM）」が、イスラエル軍による著しい人権侵害を報告していた地域である。[*8]

＊8 "Al-Mawasi, Gaza Strip, Intolerable Life in an Isolated Enclave"(March 2003) https://www.btselem.org/download/200303_al_mwassy_eng.pdf

海風に乗って舞い降りた砂に覆われたアッラシッド海岸通りの両側には、ところ狭しと露店またはそれに少し毛が生えたような店が立ち並んでいた。多くは、角材を骨組みにしてビニールシートや布切れ、または薄っぺらいベニヤ板などで天井と側面を覆っている。人道物資として持ち込まれた団体名とロゴの入ったビニールシートを〝有効利用〟している店もある。現地の人びとは口を揃えて、「このあたりは今回の戦争前は静かなところだった」と述べていた。

現在のアル・マワシ地域にはハーン・ユニス中心部にいた多くの人びとが避難して来ていた。今般の軍事衝突以前、商業地域は海岸沿いではなく、より東側のハーン・ユニス中心部にあった。そこで商店を構えて生計を立てていた人びとも退避を余儀なくされたため、その多くが、こうして海岸道路沿いに露店を開いて商売をしている。なるほど、戦争前のものだと思われる衛星画像を見ると、通り沿いの海側にこそリゾート施設や海浜公園のようなものがあるが、陸側には農場や土砂があるだけだ。

通りの両側に立ち並ぶ店々は、店先にも台を置いて売り物を並べているから、なおさら通行できる空間が狭まっている。出店は多種多様だ。雑貨屋、スイーツ屋、衣料品店、理髪店、ＳＩＭカード売り、スムージー売り、レストラン、水回り部品や大工道具を並べた金物屋、肉屋、魚屋、靴屋、材木屋、香辛料屋、宝石屋、炭屋、薬局などなど。国連から人道物資として配給されたずた袋入りの小麦粉が売り物として置かれている店もある。ある店の奥では二人の男が、そのずた袋を垂直に立てて、その上に中東地域の伝統的テーブルゲーム、バックギャモンを置いて興じている。

通りのあちらこちらを走り回ったり、喧嘩《けんか》をしたりしている子どもたちもいれば、ビニール袋に入れた飲料水を売ったり、ずた袋を引きずってゴミを集めたりしている子どももいる。皆、生活の糧を得るのにせわしそうだが、通りには活気がみなぎっている。日本の戦後の闇市などはこんな感じだったのかもしれない。しかしガザはまだ戦時下だ。

数は多くはないが、ところどころに、ゴミ収集用の大きな鉄製の箱もあり、定期的にゴミ収集車が回収に来ている。箱に入りきらない汚物が地面にあふれていたり、給水場周辺の水たまりが足場を悪くするが、この通りだけに限って言えばそれほど不衛生な状態ではない。個人的な経験から、戦時下にあって、ゴミ収集にまで手がまわっている地域というのはそれほど多くないという印象を持っている。回収されたゴミがどこで、どのように処分されているかについては別の話だが。

長年の封鎖状態に加えて、今回の戦時下におけるエジプトとの国境の閉鎖、物資搬入の制限、物資不足という情報を聞いていた僕にとって、海岸通りの活気は意外だった。

紛争が勃発した二〇二三年一〇月七日以降、ほとんどと言ってよいほど停止してしまっていたガザへの人道援助物資搬入は、同月下旬にラファ検問所経由での物資搬入が再開されたことにより若干改善されたが、紛争以前のレベルには到底及ばなかった。二〇二四年五月初めにラファ軍事侵攻が始まるとラファ検問所は閉鎖、ケレム・シャローム検問所経由のトラック台数も激減したと聞いていた。

そんな事前情報があったので、僕は、市場に流れる物資は極度に不足し、人びとからは笑顔が消え去っているという光景を想像していたのだ。

しかし、実際にガザに入る物資の総量が激減していたのか、という点については必ずしもそうとは言い切れない状況であったようだ。ラファ検問所の閉鎖に伴い、同検問所を通過するトラックの数が減ったのは間違いない。しかし、COGATの調査によれば、国連機関が把握しているトラック台数は[*9]、商業用目的のトラックや、エレズや西エレズ検問所を通過したトラック台数を含んでいないものだと報じられていた。[*10]さらに、ガザに持ち込まれた物資の総量に視点を向けるならば、空から投下された、いわゆるエア・ドロップと呼ばれる人道援助物資の量をも踏まえる必要があるという主張も理解できた。


国連の報告に記されていた数に間違いはないのであろうが、しかし、それはガザに持ち込まれた物資の総量について説明したものではなかったのかもしれない。いずれにせよ、ガザにおいて生活に必要な物資が不足している状況には変わりなく、限られた物資と高騰する市場価格を前に、人びとが困窮していることは間違いなかった。もっとも、〝活気〟については、紛争前ガザ地区全土に散らばっていた何十万もの人びとが、わずか四一平方キロメートルという極めて限られた面積のいわゆる人道地域に押しやられていたことを考えれば、活気があるような印象を受けたのもおかしくはないだろう。

民主的に選ばれたハマス

世界のどこの国でも地域でも、国際社会の一員となるためには、それを統治する権威である体制が認知される必要がある。国際政治においては、認知された体制が〝正当な〟政府とか体制と表現されることもある。しかし現実の世界では、そうではない体制が独自の統治を敷いている地域もある。たとえばイエメンでは、国際社会で認知されている政府は南部の都市アデンに拠点を置いているが、首都サナアはフーシー派による体制が拠点を置いている。

ハマスについては序章の歴史的経緯で述べたとおり、二〇〇六年、民主的に選ばれたにもかかわらず、欧米各国とイスラエルはそれを認めなかったという経緯がある。

体制でないからテロ組織だと言って武力行使の口実にする国や指導者がいるが、それを鵜呑みにするのは危険だ。いわゆる〝テロ指定組織〟には、国連安保理制裁委員会が指定した組織、米国が外国テロ組織（ＦＴＯ）に指定した組織、ＥＵ理事会で指定した組織とあり、国際的に

＊9 Hostilities in the Gaza Strip and Israel – Flash Update #170 – OCHA, 24 May 2024 https://www.ochaopt.org/content/hostilities-gaza-strip-and-israel-flash-update-170

＊10 "Counting – and miscounting – Gaza aid trucks"Jun 20, 2024, Alana Schetzer, https://aijac.org.au/fresh-air/counting-and-miscounting-gaza-aid-trucks/

確立された定義はない。国際政治外交における各国の立ち位置もそれぞれだからだろう。

ちなみに日本政府は、今回の発端になった襲撃直後の一〇月八日の岸田首相（当時）のコメントでは〝テロ〟という言葉は使っていなかったが、同月一一日には〝テロ攻撃〟として非難、そして「ハマスなどによるテロ攻撃を断固として非難した上で、第一に、人質の即時解放・一般市民の安全確保、第二に全ての当事者が国際法を踏まえて行動すること、そして、第三に、事態の早期沈静化が、極めて重要であるとの立場を一貫して発信してきております」（令和五〈二〇二三〉年一〇月二四日上川外務大臣〈当時〉会見記録）となっている。

窒息

さて二〇〇六年にＰＬＣ（パレスチナ立法評議会）選挙で過半数の議席を獲得したハマスは、その一年後の二〇〇七年六月以降、ガザ地区を事実上、統治することになった。イスラエル政府は、人道援助物資、商業物資のガザへの輸出入や人の移動をより厳しく制限し始めた。封鎖の始まりである。人や物の出入りが極端に制限され、燃料、食料、日用品、医療品が慢性的に欠乏し、ガザ地区内での経済や生産活動が停滞し、人びとは国連や支援団体からの援助物資で命をつないできた。

物資の搬入については、ガザ地区と外部を結ぶ検問所の通過は、イスラエル側が認める量と種類の品に限られた。建設資材等の搬入は、武装勢力に使われる可能性があるとして厳しく制限され、産業の発展や繰り返された戦乱からの復興を妨げてきた。

小麦粉、砂糖、油などガザ地区で生産できない物資の多くは、国連や他の援助機関から供与されるか、エジプトとガザの境界の地下を走るトンネルを通して密輸され、高値で売られてきた。二〇〇八年のガザ地区への物資搬入のためのトラックは前年に比べ三分の一程度しか通過を許可されず[*11]、二〇一〇年には五分の一以下になったと言われた[*12]。

一方、輸出についても、二〇〇五年にイスラエルとパレスチナ間で合意された「移動と出入りについての協定（Agreement on Movement and Access）[*13]」では「イスラエルはガザから一日トラック四〇〇台の輸出を許可する」としたが、二〇〇七年六月以前、ガザから輸出された物資を積んだトラックの一日の平均台数は六〇台、そして封鎖が始まって以降は、ゼロ近くに制限された[*14]。

二〇一三年エジプトでは初の自由選挙で選ばれたムルシー政権が崩壊、二〇一四年エジプト

＊11 錦田愛子「封鎖されたガザ地区に生きる人びと」(「日本の科学者」Vol.51 No.11 November 2016) https://www.jstage.jst.go.jp/article/jjsci/51/11/51_18/_pdf/-char/en

＊12 福島直美「ガザ封鎖から3年：封鎖が人々の暮らしに与える影響」(二〇一〇年六月一〇日、JVC) https://www.ngo-jvc.com/jp/projects/advocacy-statement/data/20100624_palestine.pdf

＊13 "Agreement on Movement and Access 15 November, 2005" https://peacemaker.un.org/sites/default/files/document/files/2024/05/israeloptagreeddocumentsonmovementaccessgaza2005.pdf

＊14 注11と同じ。

軍出身のシーシー大統領が就任、多くのトンネルがエジプト側から破壊され、使えなくなった。エジプトの国境線沿いの多くのトンネルは密輸ルートではあったが、実際、人びとの生活を大きく支えていたのも事実だった。

ちなみに、今般のイスラエル軍の攻撃が始まった直後は、商品によってまちまちだが、一時期、価格は一〇倍にまで高騰したという。その後ある程度下がったものの、それでも以前の三〜四倍の水準だと言われていた。人道援助物資としての小麦粉のおかげでパンの値段が危機以前の水準以下まで下がっていたという話さえも耳にしたことがあった。一方、もともと高い喫煙率のガザにおいて、タバコは一本（ひと箱ではない）、数千円とも言われており、タバコや衛生用品は強盗団の格好の標的となっていた。

イスラエルは二重用途製品（民生と軍事、両方の用途で使用できる製品、技術、ソフトウェア）の禁止品目リストを運用している。リストは更新されるが、イスラエルはその品目の開示を拒否していた。[*15]

その後幾度となく起きる武力衝突、激しい軍事攻撃、破壊、物資搬入制限のさらなる強化と、ガザの全住民に対する紛れもない集団的懲罰が繰り返されてきた。人びとの働く機会を奪い、物資の輸出入に厳しい制限を課し、燃料、水、食料といったライフラインのすべてを握る。破壊をしても復興と再建はさせないという意図があるのではと疑ったとしても無理はないだろう。

さらには人びとの生活を支えてきた密輸のためのトンネルさえも破壊され、物資を持ち込もうとした船舶も攻撃された。人びとは〝窒息〟しそうな環境を強いられていると言える。その内、形のない〝空気〟さえも奪い取ってしまえとイスラエル軍が言い出しても、もはや不思議ではない。

ジュネーブ条約に書かれた占領国の義務を記しておこう。

> 戦時における文民の保護に関する千九百四十九年八月十二日のジュネーヴ条約（第四条約）
> 第五十五条（食糧、医薬品）
> 占領国は、利用することができるすべての手段をもって、住民の食糧及び医療品の供給を確保する義務を負う。特に、占領国は、占領地域の資源が不充分である場合には、必要な食糧、医療品その他の物品を輸入しなければならない。

ナセル病院

初日から活動現場巡りと決めていたものの、アッラシッド海岸通りの渋滞と、のちに述べる

*15 クリス・ドイル「イスラエルによって徹底封鎖されたガザ地区・恐怖の15年」（アラブ・ニュース二〇二二年六月一四日） https://www.arabnews.jp/article/opinion/article_69626/

に教えてくれた。

空爆のため、結局ナセル病院での定例ミーティングと、フランスチームの責任者とのミーティングをし、デル・バラのアル・ヘケル診療所を訪れて一日が終わってしまった。「一〇キロの移動でも一時間はかかるとみておいた方がいいよ」と現地スタッフのカリームが一日の終わりに教えてくれた。

ガザ地区にはMSFの三つのチームが入っていて、それぞれのチームには一〇人の海外派遣スタッフがいることは先にも述べたが、さらにそれぞれに三〇〇～五〇〇人の現地スタッフがいる。それに加え、活動の態勢によってはガザ保健省スタッフと協働することもあり、MSFの活動に関わる人員は数千人規模になる。

各チームはそれぞれパリ、ブリュッセル、バルセロナのオペレーション・センター管理のもとにそれぞれ独立した指揮系統で活動しているが、MSFとして活動内容や地域が重複しないように、緊急対応コーディネーターの間では毎日、緊密に連絡を取りあっていた。特に、ガザのように、情勢が刻々と変わるような活動地では、安全確保のための緊密な情報交換は必要不可欠である。

ガザ地区南部のハーン・ユニスにあるガザ保健省管掌ナセル病院は、南部の中核病院の一つで、厳密にはナセル医療複合施設（Nasser Medical Complex：ナセル・メディカル・コンプレックス）といい、同敷地内には、三つの病棟がある。ナセル外科・やけど病棟、ヤシーン救急・外来病棟、そしてタハリール産科・小児科病棟だ。

ナセル医療複合施設では、僕が着任した時には、ＭＳＦのフランスチームが外科・やけど病棟を、スペインチームが産科・小児科病棟を支援しており、救急・外来病棟はイギリスの医療団体が支援していた。

ナセル医療複合施設の敷地は、約三〇〇メートル四方の広さだ。かつての商業地である市の中心部にも近い人口密集地で、敷地内は常に大勢の人びとや車両でごった返していた。病院の正面ゲートはいつも開けっ放しになっており、三つの病棟、特に救急・外来病棟が見渡せるスペースには報道関係者が使うような三脚付きのプロ仕様のカメラが何台も構えられていた。いつなんどきにもどこかで起きるともしれない空爆などの軍事攻撃によって運び込まれるであろう、大量の負傷者をカメラに収めるためだったのだろう。

同病院は、イスラエルとハマスの武力紛争が勃発したあともＭＳＦが支援を継続していた病院で、二〇二三年一一月一五日、ＭＳＦは新たに海外スタッフを含む緊急チームを派遣した。

一方、紛争が激化していたガザ北部の中心部にあるＭＳＦの医療施設や、保健省管轄下の病院では、現地スタッフが残って活動を続けていた。しかし、同年一一月一八日から二四日に起きた事件は、到底許容できることではなく、「悲劇」という言葉で終わらせられない出来事だった。

一一月一八日、ＭＳＦの宿舎、事務所、診療所から南部へ退避しようとした五台の車列が銃撃を受け、死傷者を出した。二一日には同じくガザ北部のアル・アウダ病院でイスラエル軍の攻撃により二人の医師が命を落とし、MSFの診療所も被害を受けていた。[*16]

その後、同月二四日に七日間の一時停戦が発効されたが、一二月一日にはイスラエル軍による空爆、地上攻撃が再開された。イスラエル軍が北部から中部、南部へと軍事攻勢を強め、南部ハーン・ユニス地区に退避要求を突き付けたのである。ナセル病院も例外ではなかった。[*17] MSFにとって極限の状況で活動の縮小を決定したのは苦渋の決断だった。[*18] 国際人道法や医療活動の普遍性などは全く交渉の役に立たず、北部で起きていたことを踏まえると、活動を縮小するか、自分たちの生命をかけるかという選択肢しか残されていなかったのだ。実際、MSFはそれまでに四人の同僚の命を失っていた。[*19]

それからイスラエル軍の攻撃は一層激しさを増し、情勢は刻々と変わり続けた。二〇二四年五月、イスラエル軍はラファへと軍事作戦の対象地域を移した。このためMSFはナセル病院における活動を再開し、それ以前の活動時以上の規模にまで拡充した。

ナセル病院での活動に加え、MSFベルギーチームは中部デル・バラにあるアル・アクサー病院を支援し、MSFスペインチームはナセル病院の産科・小児科病棟を支援する以外に三つの診療所を開設、ラファ、ハーン・ユニス、デル・バラと三つの区域にまたがって医療活動をしていた。

また、被害を受けていなかった数少ない海水淡水化装置を持つ会社から飲用可能な安全な水を調達して輸送し、四〇の給水場所を設置して、人びとに安全な水を供給していた。その量は一日約六〇万リットル。一人当たり一〇リットルとしても六万人に供給していることになる。

踏みとどまるか縮小か

ナセル病院では週に一度、病院関係者と支援団体とが定例会合をすることになっていた。イスラエル軍が退避要求を突き付けた二〇二三年一二月、病院関係者の中には銃口を向けるイスラエル軍に対峙し、退避することなく病院に踏みとどまった多くの医療従事者がいたという。その中の一人は、大柄な体格で、物腰が柔らかく、自分が発言するよりもまず相手の話をよく聞く姿勢を常に持った人物だった。

その日の議題の一つは、もう一度イスラエル軍に退避要求を突き付けられた時にどうするか、ということだった。MSFが本件にこだわっていたのは、一二月の活動を縮小するというMSFの決断に対し、ガザの患者を置き去りにしたことは受け入れがたいという意見もあった

＊16 MSFプレスリリース　https://www.msf.or.jp/news/detail/headline/pse20231206yk.html　および　https://www.msf.or.jp/news/detail/headline/pse20231122nt.html
＊17 MSFプレスリリース　https://www.msf.or.jp/news/detail/headline/pse20231219nt.html
＊18 MSFプレスリリース　https://www.msf.or.jp/news/detail/headline/pse20231222yk.html
＊19 MSF声明　https://www.msf.or.jp/news/detail/headline/pse20231207nt.html

からだった。

活動の縮小とは、言うまでもなく人員の縮小をも含む。提供できるサービスも限定的になり、結果として治療できる患者の数が減るかもしれない。ＭＳＦはまずリスクを分析し、そのリスクをとることによって得られる価値を合理的に比較し、分析した結果、決断に至る。それを、ガザの人びとを見捨てたと言わんばかりに非難されたとすれば、あまりに辛いことだ。

人道、医療を謳う団体にとって、患者を見捨てたという非難は、どんな理屈があったにせよ、胸に突き刺さるものだ。人道医療援助活動の現場で、現地当局を含めたコミュニティと常に対話をし、都度判断を迫られる緊急対応コーディネーターの役割は単純ではないし、僕自身、そういった状況に身を置いた経験は一度や二度ではない。

だがこの日は活動初日だ。ガザの現場のリアリティをこれから知ることになるであろう自分には、この場で断定的な発言をすることはできなかった。ただ、はっきりしていたのは、この日までにガザ北部でイスラエル軍の攻撃によって、六人の同僚が命を失ったという事実だった。

ＭＳＦの活動地、特に緊急対応が必要な環境においては、自分たちの安全を含めた多くのリスクと、リスクをとって生み出される価値を分析しながら、その上で残されたリスクをとるか否かの判断が求められる。ビジネスの世界にあるような経済効率指標があるわけではない。最後は議論の末の判断になり、究極的にはＭＳＦ憲章に賛同し、自分の意志で活動に参加した人が、自分の判断によって現場に残るか去るかを決断しなければならない。

救命医療活動は紛争の起きている現場から遥か遠く離れた安全な場所でできるものではない。ましてやガザ地区のように、地区外に出る選択肢さえ残されていない状況では、現場に赴くしかない。一方で、自分たち自身の生命の危険を顧みず行う活動が、果たして正しい選択なのかという議論がある。

僕たちを突き動かす原動力に〝情熱〟があることは間違いないが、悲しいとか嬉《うれ》しいといった情緒的な気持ちだけで判断を下せるほど平和な世界ではないのだ。涙を流して解決できる問題ではないということを僕たちは知っている。それだけに、現場の責任者にはいつもぎりぎりの判断と選択が求められる。

「それについては、病院側としても内部で話し合いを続けていて、次の会合には何らかの対応策を提案したい」と病院側の責任者は、幾分前のめりになっているMSFにやんわりと答えていた。病院側の考えはすでにこの時決まっていたようだったが、それがわかったのは僕がそれから二度、三度と個別のミーティングをしてからだった。

カリーム、ジャミーラ、ラシッド

ナセル病院でのミーティングを終えた僕とカリームは、その足で車に乗り込み中部デル・バラのアル・ヘケル診療所へ向かった。ちょうど一三時からスタッフミーティングがあるということだったので、それに合わせたのだ。

「今日のスタッフミーティングは定例だけど、一つだけ事前に伝えておいた方がよいことがある。イスラエル軍が、いよいよ中部のデル・バラにも退避要求を発するのではないか、という噂《うわさ》が広まっていて、スタッフの間で不安が広がっているんだ。約三〇〇人いるスタッフの多くがデル・バラに住んでいるから」と、車中、カリームは僕に説明し、「あくまで噂話でしかないんだけど……」と付け加えた。

「デル・バラに行けばわかると思うけど、結構建物が残っているよ。ガザ地区の中でも中部デル・バラだけは未だイスラエル軍が地上侵攻していないから……。なぜかはわからないけれど」と前任者セシリアが言っていたことを思い出した。

僕がセシリアに、なぜ国連機関はすべて中部デル・バラに宿舎と事務所を構えているのかと質問したことに対する答えだった。その説明を聞いた時、僕は、イスラエル軍が攻撃していない理由の一つは国連機関を含んだ国際援助団体が滞在しているからではないか、とも考えたが、現地入りして一日目の自分には、おぼろげながらでも推測するには無理があった。

アル・ヘケル診療所でのスタッフミーティングは、予定より早く始まり、終わった。ミーティングにはカリーム、古参組のジャミーラとラシッドが同席していた。僕はその後、彼らに全幅の信頼を寄せて活動することになる。

僕たちスペインチームのパレスチナ自治区での活動の歴史は長い。もともとエルサレムとヨルダン川西岸での活動を主としていたが、数年前からガザ地区での活動を始めた。

ハマスとイスラエルの紛争が激化した二〇二三年以降、緊急チームが入り活動を拡大、現地スタッフの数は約三〇〇名にもなった。その内、何名かの古参組は引き続きガザ市で活動していたが、中部か南部にそれぞれ避難場所を見つけ、仮の住処で生活をしていた。彼らはＭＳＦの活動と理念をよく理解していて、短期間で拡大した活動と膨れ上がったスタッフの中、チームの要となっていた。

カリームは古参組ではないが、その人柄がスタッフから慕われていて、また僕を支えてくれた。常に落ち着いていて、相手の話によく耳を傾けると同時に、じっくりと時間をかけて自分の話をするタイプだ。矢継ぎ早に言葉を発するのではなく、童話を読んで聞かせるように息つぎをせず、しかも抑揚もなく話し続けるので、常に早く結論に導いてしまおうとあせる僕などは睡魔に襲われることもある。しかし、そんな延々と続く話の中でも、話題が散漫にならず論理がはっきりしていて、そこに僕は感心していた。仲間の三〇〇人の現地スタッフの話にも、公私問わずよく耳を貸しているのがわかった。

看護師の資格を持つジャミーラは、ＭＳＦの医療活動をよく理解していて、医療チーム内の調整係のような役割を担っていた。

ロジスティックスのラシッドは、強面《こわもて》で、普段から軽口をたたくことがない。寡黙な職人という感じだった。スタッフが車両での移動を依頼する際に、あれやこれやと注文を付ける場合があるのだが、そんな時には、ただただ頷《うなず》いて「四の五の言わず、黙って俺に任せておいてくれ」と言わんばかりに不愛想に応対する。そして、どんな難題に対しても結果を出すのである。

スタッフが彼には大きな信頼を寄せているのがわかった。ある運転手が僕にこう話したことがある。「ラシッドは人としての器が違う。運転手たちがちょろっと口にした言葉で、それが何を意味していて、背後にどんな問題があるのか、本質を見抜くんだ。それが、個人的に抱えている問題でも仕事上の問題でも。イスラエル軍からの攻撃は予測不能で、いつなんどきにでも、想定していないことが起こり得る。そんな時、事前に危険を察知して、運転手の安全、同乗者の安全を確保すべき策をとれるかどうかが鍵となる。ラシッドはそんな状況を読むことに長《た》けているから、運転手は皆、彼の言ったことには従うんだ」

ちなみに現地スタッフや病院のスタッフの多くとは、英語での会話が可能だ。ガザの一般市民とは、現地スタッフにアラビア語を通訳してもらって話すことが多い。

空爆

スタッフミーティングが始まり、僕の自己紹介を手短かに済ませ、デル・バラの最新状況を説明しようとした矢先、一三時一四分、遠くで爆発音がするのを耳にした。ジャミーラはすぐに、「ナセル病院の東側で空爆があった」と病院にいたスタッフから連絡が来たと僕に耳打ちした。その十数分後に、今度はヘリコプターの音とともに三度の爆発音が聞こえた。最初の爆発音よりも遥かに近かった。ちょうどミーティングを終え、皆が帰り支度をし始めたところだった。

僕はスタッフにしばらく診療所内にとどまり様子を見るようにと指示を出した。四〇人ほどのスタッフがいたが、ほとんどのスタッフはこういった状況に慣れてしまったのか感覚が麻痺《まひ》してしまったのか、取り立てて深刻に捉えるような雰囲気はなく、雑談に花を咲かせていた。僕が診療所の奥からそんなスタッフの反応を観察していると、診療所の入口付近で外を見ながら真剣な顔をしているラシッドと視線が合った。僕が彼のところに行くと、彼は低く絞り出すような声で、「まだ空爆があったところから距離があるけれど、あえて慌てて帰る必要もないだろう。しばらく様子を見た方がいい」と言った。

それから数分後、カリームが、「ワディ・アス・サルカ周辺に退避要求が出てる」と報告してきた。最初の爆発音から四五分ほど経ったあとだった。

その一五分後、数百メートルくらいなのではと思える距離感で、大きな爆発音が聞こえ、振動を感じた。こういった状況に慣れているスタッフもさすがに動揺し始めた。「ワディ・アス・サルカ通りの倉庫らしいと、ソーシャルメディアでは動画入りで投稿されてる。ここから四〇メートルくらい」とスタッフの一人が言った。

ソーシャルメディア上では、それぞれの場所で起きたことの画像や動画が瞬く間に拡散した。最終的にわかったのは、最初の攻撃は、ナセル病院の東側におけるドローンによる空爆、その後は戦闘機による空爆、そして、最後はいわゆる人道区域内への戦車からの砲弾による攻撃で、二人の市民が殺害されたとのことだった。

　現場の地を踏んで二日目の空爆。これまでの経験で学んできたことは、ひとたび現場に入ったら、その数分後に何か危機的なことが起こっても対応しなければならない、ということだった。それには紛争地での経験、判断力、決断力そしてチームを統率する力量が求められた。エチオピアでは、日本から首都アジス・アベバに到着して、これから活動を始めようと現場に向かっていた道中、車と運転手が失踪したことがあった。イエメンでは到着して一週間後、宿舎に銃弾が撃ち込まれた。スーダンでは到着して一週間後に準軍事組織が僕たちの宿舎があった都市を占拠した。

〝軍事攻勢の真っただ中にいるんだ。前線から数キロ離れたところで活動していたウクライナとは違う〟と思いながら、初日は過ぎていった。

　日をまたいだ深夜午前三時、「ボーン」という音で目が覚める。フランス人看護師ミッシェロはラファ方面に光を見たと言い、医療チームのアルベルトは音を聞いたと言う。

　夜が明けて、イスラム教の休日、金曜日の街の様子を見ようと車でアッラシッド海岸通りを走っていると、銃を携行し、顔をマスクで覆った五、六人ほどのグループを海岸沿いで見かけた。黒いユニフォームを着ていて何をしているのかわからない。交通整理なのか自警団なのか、現場に足を踏み入れてわずか二日目の自分には見当もつかなかった。

八月一〇日のアル・タビーン学校への攻撃

翌一〇日の早朝六時、ジャミーラからの転送メッセージが画像入りで届く。ガザ市のアル・タビーン学校に対して空爆があり、その学校に付随する祈禱場に三発のミサイルが撃ち込まれていた。避難民を含む七〇名が死亡。その後イスラエル軍報道官は、その学校はハマスと、イスラム聖戦の施設として使われていたと声明を出し、ハマスはこれを否定した。そこはモスクとして使われていて、攻撃されたのは、夜明け前の祈りの時間だった。

国連児童基金（UNICEF）は「激しい憤り」と表明し、国連パレスチナ難民救済事業機関（UNRWA）は「我々の監視のもとでのおぞましい恐怖」と表明。フランスは最大限の言葉で非難し、イスラエルに対し国際人道法の遵守を要求、イギリスは「がく然」とし、民間人の保護、国際人道法の遵守、即時停戦を訴え、米国は「深い憂慮」、民間人犠牲者を出さないことを求めながらも、イスラエルの権利に言及し、従来の姿勢を踏襲した。

日本政府外務省は「深い懸念」を表明した。これだけ世界情勢がめまぐるしく変わる現代、そろそろ日本政府も、「懸念」「憂慮」「非難」といった言葉以外の言葉を模索する時代になっているのではないかと僕は感じた。

MSFと、WHO、医療クラスターとのミーティング

それぞれの分野の国連機関のコーディネーターたちは、週三回定例報告の場を設けている。国連機関のイニシアチブにより、各分野においてクラスターと呼ばれる人道援助団体間の調整会議のようなグループを作っている。たとえば、医療・保健、栄養失調、水・衛生、シェルター、保護、食料、教育などの分野だ。たいてい座長は国連機関のコーディネーター（調整官）となる。その定例報告では、七つの分野のコーディネーターが、手短に過去二日間の活動の最新状況を報告するのだ。計一時間と限定されているから、一つの分野当たり最長でも五分間の報告になる。世界の人道援助活動現場で、国連機関が活動しているところでは、たいてい同じような仕組みがとられている。二〇一五年の映画『ロープ　戦場の生命線』（原題『A Perfect Day』監督フェルナンド・レオン・デ・アラノア）でも似たような光景を映した場面がある。[*20]

MSFはというと、独立性と中立性を維持するためにクラスターのメンバーにはならない。「MSFは傲慢だ」と誤解をされることもあるのだが、メンバーにならないのは、「即座にニーズに対応するため」という至極単純な理由からだ。

たとえば、クラスターのメンバーになれば調整に時間を要するのが常だ。そのクラスターに一〇の団体がいれば、各々が置かれている状況は異なり、それを調整するのは容易なことではない。また、当局などと交渉する際には、クラスターの枠組みの中で行うことになり、独立性

を保つことができない。だからＭＳＦはメンバーにならないことで、独立性と中立性を維持し、緊急ニーズに対応できるようにしている。

　またそれだけではなく、援助を必要としている人びとは、必ずしも国際政治の枠組みでつくられた国際社会、すなわち国際連合で認知された地域に生きているとは限らない。政治的なことやなんらかの理由で、国連や他の団体の活動に制約がかかる可能性は否定できない。それは、人道と医療、そのための援助活動は、政治やあらゆる利害から一線を画すものであるというＭＳＦの原則と相反することにもなる。このこともメンバーにならない理由の一つだ。

　とは言っても、それは他の団体とコミュニケーションを取らないということではない。医療に関することであれば、ＷＨＯやＵＮＩＣＥＦ、食料や物資供給であれば国連世界食糧計画（ＷＦＰ）などと連絡を取り合うことは重要で、それは緊急対応コーディネーターの大きな役割の一つでもある。そのために、クラスター会議にはオブザーバーとして参加することもある。また、二者間で個別にやりとりをするのは日常的なことだ。

　その日の午後には、ＭＳＦとＷＨＯとの間でミーティングの場を持った。目的はＭＳＦの活動の全体像を知ってもらうことと、医療団体としてＭＳＦが直面または問題視していることの情報共有だ。

＊20『ロープ　戦場の生命線』 https://www.imdb.com/title/tt3577624/

僕が、MSFが一日に六〇万リットルの飲用可能な安全な水を供給し、多額の資金を使っているることを説明すると、WHOのメンバーは目を大きく見開いて驚き、これは国連機関が寄与するべき案件であり、すぐに関係機関と協議するという話になった。安全な水の供給については、ガザ危機の初めから誰もが耳にしていることなのだが、実際に毎日の現場で起きている諸問題の具体的な詳細は、それほど周知されていないことも多い。

ガザ地区での国連機関は、他国におけるそれよりも遥かに迅速な意思決定のもと、ニーズに基づき、短期間で具体的な行動に移すような活動をしている、というのが僕たちの印象だった。それはガザの人道危機の深刻さを表しているとも言える。

ちなみに、ミーティングの場所は中部デル・バラの国連人道問題調整事務所（OCHA）の宿舎から南部ハーン・ユニスにあるジャパニーズ・クリニックに変更された。ジャパニーズ・クリニックとは、UNRWAが運営しているクリニックで、日本の支援によって建てられたことからジャパニーズ・クリニックと呼ばれている。そういう背景もあって、同クリニックがある地区は通称「日本地区」と呼ばれていた。同地区も二〇二三年一一月からのイスラエル軍による軍事作戦に晒され、多くの建造物が破壊され、瓦礫の山々がそのままになっているが、ジャパニーズ・クリニックは無傷のまま残って機能していた。

退避要求

イスラエル軍によるブロック分けと〝退避要求（Evacuation Order）〟についての概要は先に述べたが、僕の任期中の二〇二四年八月は、イスラエル軍による軍事攻撃はより特定の地域を目標にして行われ、日々頻繁に状況が変化した。そしてその頻度は極端に増していった。

八月八日から同三〇日までの間に記録しているだけで一〇回以上の退避要求が出されている。つまり、だいたい二日間ごとに、どこかしらの地区で退避要求が出され、そのたびに当該地区に住んでいる人びとは退避を強いられた。〝安全〟とされる場所を求めてさまよう人びとの姿を見かけるのは日常のこととなった。序章で述べたように人びとは海岸沿いの砂浜にさえ居場所を見つけることができず、テントが波打ち際に押しやられている地区もあった。

ここで、〝退避要求〟についてもう少し詳細に説明をしておきたい。ガザ地区の人びとが置かれている現実をイメージしてもらう上で非常に重要だからである。

二〇二三年一二月一日、イスラエル軍は、ガザ地区の住民避難のための地図を公表し、軍事活動地域から避難するための指示を出すと発表した。地図はガザ地区をいくつものブロックに分け、番号が振られていた（12ページの地図参照）。

それ以前、一一月にはイスラエルが、ガザの人びとをシナイ半島へ送る交渉をエジプトと行っているという噂さえまことしやかにささやかれていた。イスラエルがエジプトのＩＭＦ借款を肩代わりするかわりに、エジプトが避難民を受け入れるようにと交渉しているという話まで報じられた。

これまでイスラエル軍が行ってきた事実を並べてみると、「〝人道地域の設置〟と〝退避要求〟は、〝人道保護〟のための最大限の配慮である」という説明の本音は、〝強制移動、パレスチナの人びとのガザ地区からの追放〟のためではないかとさえ勘ぐってしまう。

ガザの人びとにとって〝退避要求〟とは〝警告〟を意味する。即ち、その要求を呑んでその地を去るか、生命を賭けて居座るかの選択肢しかない。

〝退避要求〟はいくつかの方法で当該市民に伝えられる。公式にはいくつかのイスラエル軍の公式ソーシャルメディアに退避要求が投稿される。ある時は空からビラが撒《ま》かれる。ある時は、録音音声でスマートフォンを通して通告される。住民が退避しないと、コミュニティの長にも電話がかかってくるとも言われていた。

そうした〝退避要求〟はある日、ある時、突然やってくるが、必ずしも軍事行動前に事前通知されるとは限らない。たとえば、八月八日のアル・ヘケル診療所周辺のケースなどは、午後一時の時点ですでに空爆が始まっており（もしかしたら警告のための空爆かもしれないが……）、実際に公式発表がなされたのは午後二時のことだった。その一時間の間に僕は少なくとも五回の爆発音を聞き、警告が公表されたあとは四〇〇メールの近距離に攻撃が加えられていた。

〝警告〟を受け、その地を離れると決断した人びとはどこに行ったらよいのか。人道地域内へといっても、すでに超過密となっている状況で、仮にでも腰を据える場所を事前に決めることなどできない。だから、とにかくその場を離れることを最優先する。そんな退避が一回や二回のことではない家族もある。

北部のガザ市から避難して中部にたどり着き、その後さらに南部ラファへ避難し、さらに南部のハーン・ユニスに避難してきた人もいる。いわゆる〝人道地域〟外やそれに近接するところにも人びとが残っている地域には、そういった背景があるのだ。彼らからすれば、「退避要求に従ってその地を離れた。たどり着いた場所でも再度退避要求をされた。これ以上どこへ移動しろというのだ。ふざけるな」というのが正直な心情だろう。この退避要求は、ガザの人びとに身体的、経済的、精神的苦痛を強いるものであるのは間違いない。そして、〝警告〟の意味するところは〝事実上の強制移動〟で、これは国際法が禁じる集団的懲罰以外のなにものでもない。

深夜〇時の退避要求、早朝五時の空爆

八月一一日に日付が変わった深夜〇時、ナセル病院の東約一キロメートルの五つのブロックに退避要求が出され、朝五時過ぎから空爆が始まった。真夜中、家族とともに何人かのスタッフがその地区を離れたとカリームから連絡を受けた。軍事作戦に昼も夜中もない。

その朝、僕たちが事務所に到着してすぐの午前八時半、さらなる退避要求がブロック36に出

されるのとほぼ同時に激しい空爆が始まる。このブロックはハマド・シティと呼ばれ、前日に僕がジャパニーズ・クリニックへ行く途中に通った地区で、飲料水を給水する地点でもある。何よりも深刻なのは、イスラエル軍が設定したいわゆる〝人道地域〟内であることだ。

「ブロック36の給水所へタンクローリーを送ることは中止。同ブロック経由の移動は不可」という指示をロジスティックスのクリスに出す。そして同時に、ナセル病院にいる看護師ダニエラに電話で状況を説明し、大量の負傷者が担ぎ込まれる可能性があるので準備しておくようにとの指示を出す。

「今のところ、ここからは何も聞こえないけど状況はわかった。了解。ありがとう」というダニエラからの返答を確認して電話を切る。その後、彼女からの電話が鳴る。「ナセルには少なくとも二〇人が救急外来に担ぎ込まれたって。今のところそれ以上増える気配はないので、小児科病棟にいる私たちからの応援要員は必要ないって」

僕たちスペインチームの活動病棟は産科・小児科なので、こういった外傷ケースでの救急外来には関与していないのだが、救急外来の収容能力を超えるような規模の事態が起きれば応援部隊を送ることは、責任者レベルで了解していたのだった。

人道地域内への激しい軍事攻勢の始まり

そしてその日の夜九時、イスラエル軍による攻勢は一層激しくなり、病院から約一キロメートル東方面の地区で攻撃が繰り返されていた。ナセル病院の救急病棟には大量の負傷者が殺到し、通信アプリ、ワッツアップでは仮設病院に搬送の受け入れを呼び掛けていた。僕たちの宿舎の上空にはブーン、ブーンとドローンが飛び回っていて、うっとうしい音は鳴りやまない。

これが、これから二週間続く人道地域内への激しい軍事攻勢の始まりだった。それは南部ハーン・ユニスにある僕たちの事務所のあるブロックと隣接するブロックにまで迫ることになる。それればかりか、中部デル・バラでも、国連機関や、他の人道援助団体が集中する人道地域内への軍事攻勢が拡大することになった。

役者の揃わない停戦交渉

UNRWAの事務局長は、直近の数日間でガザ地区南西部（すなわちハーン・ユニス地域）の七万五〇〇〇人を超える人びとが避難を強いられたとコメントした。数日前のガザ市のアル・タビーン学校での空爆の追加情報が報道され、一〇〇人以上の死者を出したとのこと。イスラエルはこの攻撃によって一九人のハマス戦闘員を殺害したと〝成果〟を主張する。一九人の戦闘員の殺害のために、一〇〇人以上の民間人の犠牲はやむを得ないという理屈の異常さ。そしてそれに対してお決まりの〝深刻な懸念〟を表明し続ける国々。

八月一三日、米国はイスラエルに対する二〇〇億ドル（約三兆円）を超える兵器売却を承認したとロイター通信が報じた。一部報道によれば、売却対象となるのは、F15戦闘機を五〇機超、発展型中距離空対空ミサイル（AMRAAM）、一二〇ミリの戦車用弾薬および迫撃砲弾、そして軍用車両などだという。

相変わらず〝イスラエルの自衛能力の開発と維持への支援、米国の国益に合致〟という米国の姿勢に変わりはない。ただ、報道によれば、契約の履行には数年かかるとみられ、F15戦闘機の納入開始は二〇二九年になる見通しだと言われている。しかし、それらの兵器供与が見込まれれば、イスラエルは今持っている兵器を思う存分使い切ることができるだろう、と考えるのは僕のような素人の憶測なのだろうか。

一方、ガザ紛争終結を目指す交渉の新しいラウンドが、八月一五日にカタールの首都ドーハで始まった。カタール、米国、エジプトの仲介のもと、水面下の地ならしと駆け引きが行われる。ハマスは出席しないことを一三日にすでに表明していたが、カタールとエジプトはハマスと協議を重ねると言う。

しかしハードルは高い。ハマスに囚われている人質と、イスラエルに収監されている人びとの交換交渉は言わずもがなだが、それよりもより根深い点は、ハマスはガザ地区からのイスラエル軍の完全撤退を求め、イスラエルは駐留を求めていることだ。

ガザ地区には二つの回廊がある。一つはガザ地区北部と中部・南部地区を〝分断〟するネツァリム回廊で、すでにイスラエル軍が駐留している。もう一つはエジプトとガザの国境緩衝地帯フィラデルフィ回廊だ。ネタニヤフ首相は、ここにもイスラエル軍が駐留する必要性があると主張してきたが、エジプトにとっては妥協の余地はない。イスラエル軍が駐留すれば、同回廊はもはや緩衝地帯ではなくなり、一九七九年に締結された二国間平和条約の根本的な考え方を揺るがしかねない。それが、ハマスの武器補給路を絶つためで、エジプトに対する軍事的意図はないと説明されても、一九六七年のイスラエルの奇襲攻撃でシナイ半島を失い、その返還に一〇年以上を費やしたトラウマは取り除けないだろう。

オスロ合意の年に生まれた子は

一九九三年、イスラエルとPLO（パレスチナ解放機構）の間で締結されたオスロ合意（公式名称は暫定自治政府編成に関する原則合意：Declaration of Principles on Interim Self-Government Arrangements）では、相互承認に基づき、ヨルダン川西岸地区およびガザ地区での五年間の暫定自治、国連安保理決議242及び338（イスラエルの一九六七年戦争での占領地からの撤退）に基づくパレスチナ最終的地位交渉、暫定自治開始後三年以内に、エルサレムの帰属、パレスチナ難民、入植地や国境等の問題を含むパレスチナ最終的地位交渉開始について合意された。

それに基づき一九九四年PLOはパレスチナ暫定自治政府を設立、一九九六年第一回パレスチナ自治政府長官選挙がヨルダン川西岸及びガザ地区で行われ、アラファト議長が選出、パレスチナ立法評議会（PLC）の選挙も実施され、いよいよイスラエルと共存するパレスチナ国家樹立に向けた和平プロセスのスタートラインに立ったかのようだった。

しかし、現実は数次にわたる衝突、中断、頓挫を繰り返してきた。実際、今の状況としては、合意は事実上機能しておらず、パレスチナ国家は未だ産声を上げていない。今、どれだけの人びとがいわゆるオスロ合意体制と呼ばれる枠組みに、期待を寄せ、実現性を感じているだろうか。

二〇〇〇年、クリントン米大統領（当時）は、最終的地位交渉の停滞を打破すべくキャンプ・デービッドにおいて米・イスラエル・パレスチナ三首脳会談を開催したが、決裂、失敗に終わった。その後は、二〇〇一年九月一一日の米同時多発テロ事件とそれに続く対テロ戦争の国際情勢の流れ、二〇〇四年のアラファトの死と二〇〇六年の第二回PLC選挙におけるハマスの躍進、二〇〇七年のハマスとファタハの軍事部門衝突によるガザ地区とヨルダン川西岸地区の分断、二〇二〇年のアブラハム合意（トランプ米大統領の第一次政権時、アラブ首長国連邦［UAE］とイスラエルが国交正常化合意。バハレーン、スーダン、モロッコもイスラエルとの国交正常化へ踏み出した）と、ガザは時代の流れに翻弄される胎児のようだ。しかし、一方で、関係当事者それぞれの思惑や利害があったとしても、これほど絶え間ない外交努力が続けられても実を結ばない状況に、いったい何が、誰が、どんな歯車がそうさせてしまっているのかと考えると、残念という言葉しか思いつかない。

国際情勢の時の流れは、人びとの成長とともに変わる。外交は世代を超えた持続的努力の賜物かもしれないが、個々の人間の成長は止まらない。今回のガザ紛争が始まった二〇二三年、オスロ合意の時に生まれた赤ん坊は、三〇歳になった。民主的選挙によって生まれたハマス政権が国際社会に認められなかった年に生まれた赤ん坊は一七歳になった。二〇二〇年のアブラハム合意を受け入れたUAEの体制を担うのは、初代大統領ザーイドの息子たちとその孫たちの世代だ。

オスロ合意の二国家解決の理念は、子宮の中の胎児のように産声が上がらないままにこの世に出てこない。一方で、同じ年に生まれた人間の子どもたちは、不条理で矛盾と欺瞞《ぎまん》に満ちた冷徹な国際情勢に翻弄されて、さまざまな感情を抱えながら大人になった。彼らが今、どこに活路を見い出そうとしているのか、僕には想像もつかない。

懲罰というより拷問

海外派遣スタッフの間でも停戦交渉の行方は大きな関心事であったし、意見を交わすこともあった。一刻も早く停戦に合意してもらいたいという強い気持ちもあった。しかし、現実として、僕を含め海外派遣スタッフの切実さは、現地スタッフのそれとは違う次元だろう。語弊があるかもしれないが、限られた期間の活動のあとは現地を去っていく者たちとそこで生き抜いていかなければいけない現地の人びとの切実さは違う。

僕が接していたガザの人びとの多くは、僕に対しては、自らすすんで停戦について話題にすることはなかったし、たまに話題に上がっても、あれやこれやと話すこともなく、「まぁ、どうなるだろうね」といったさらっとしたともとれる反応だった。

しかし、僕は、日々、現地スタッフを含めガザの人びとと接している中で、多くの人びとが停戦合意に向けた協議と交渉の行方に注視していることに気づいていた。彼らの会話の端々に、また、近くから耳に入ってくる現地スタッフ同士の雑談にその気配が感じられた。彼らの大きな関心事であることは間違いなく、切実さはひしひしと伝わってきた。さらっとしたともとれた反応は、人びとが持っている切実さを外から来た者が共有できるとは、はなから思っていないことの表れだったのではないだろうか。

また、彼らには期待と希望を持つよりも、大きく期待したあとに突き付けられるかもしれない厳しい現実によって絶望を味わいたくないという、無意識に自らを抑制させるような、潜在的な心情があるのではないかと僕は感じていた。それまで幾度も聞かされては消えていった停戦という言葉。その言葉を口にすることさえはばかられる、希望を持つことを抑制しなければならない状況だったのかもしれない。

ここにきて、それまでガザ和平プロセスに直接関与したことはなかったイランが、事態のエスカレートを防ぐために、水面下で関係者と対話をしている可能性があることを示唆する報道も出てきていた。しかし、イスラエル軍は、僕たちの活動地域である中部デル・バラと南部ハーン・ユニスに激しい砲撃を加え続け、空爆は西部の人道区域内でも続いていた。

退避要求が出された東部では、何万という人びとが行き場を失い、水も食料もシェルターもなく、道端や通りをさまよっていたと、そこから家族とともに避難してきたスタッフから聞かされていた。安全管理上、人道区域内での活動を強いられているMSFができる区域外への支援は限られており、現実的には不可能だ。そもそもMSF自身、物資供給に四苦八苦していて余力がないし、また、区域外での活動はあまりにも生命のリスクが高すぎるからだ。それは過去のイスラエル軍の姿勢から明らかだった。心が締め付けられ、痛みは強くなるばかりだった。

八月一三日の一六時、事務所から宿舎に向かうアッラシッド海岸通りで、二発の爆発音が遠くに聞こえた。すると真っ青な空に天高く描かれたロケットの白い煙の航跡が、左手、東方に見えた。〝誰か〟が放ったロケット弾だった。

のちにハマスの軍事組織のカッサム旅団とパレスチナ・イスラム聖戦（ガザに拠点を置くスンニ派の武装組織）のアル・クッズ旅団はイスラエルのテルアビブに向けて攻撃を加えたと声明を出した。その後の報道では一つは海に落下し、もう一つはガザ地区内に落下したとのことだった。「これで、またすべてが振り出しに戻るかもしれない……」という思いが脳裏をよぎる。そして、「一層激しいイスラエル軍からの攻撃があるかもしれない。さらなる退避要求が出るかもしれない。活動現場への影響はどうなる。スタッフとその家族はどうなる……」と車中、頭の中で自問自答していた。

その夜、一九時三〇分、中部デル・バラのアッズウェイダからデル・バラ技術カレッジの地域に退避要求が出され、同地区の住民はパニックに陥った。というのも、そこは以前、一度退避要求が出されたが、イスラエル軍から「作戦を終了したからもう戻ってもよい」という連絡を受けたばかりだったからだ。そして、その一〇分後激しい空爆に見舞われる。これはもはや懲罰というよりも拷問に近い。ましてや〝人道保護〟であるわけがなかった。

責任者同士のコミュニケーション

フランスチームの責任者はピエールで、ベルギーチームの責任者はラファエロだった。ラファエロはもともとエルサレムで活動責任者をしていて、パレスチナ自治区ヨルダン川西岸での活動を統括していたが、数日前にガザ地区での活動に緊急対応コーディネーターとして送り込まれた。

ＭＳＦの組織や活動形態は、状況に合わせて常に変貌する柔軟性を持っている。僕たちの活動は援助受益者のためにあり、そのニーズに合わせるために組織をつくり活動をするという基本的な理念があるからだ。それを実践すると柔軟にならざるを得ない。しかし利点もあれば欠点があるのも事実だ。たとえば、当局を含めＭＳＦ外部の人びとにとって、常に変貌し続けるＭＳＦの活動形態や組織は不可解極まりないと捉えられるかもしれない。〝常識ある〟一般社会においては、組織としてのガバナンスや説明責任が当然のように求められる。巨額の寄付金によって活動する団体としての社会的責任は大きい。一方で、変化することを躊躇しない姿勢が、定型のない緊急人道医療援助のニーズに機敏に応えることを可能にしているとも言える。

各チームの責任者は週に一度ミーティングをしている。オペレーション・センターは違ってもＭＳＦであることには違いない。僕自身、今回はスペインのオペレーション・センター経由でのガザ派遣だが、通常はジュネーブのオペレーション・センターのもとで活動している。だからオペレーション・センターが違っても僕たちはＭＳＦであるという理解と連帯感を共有しているのだ。

当局を含めた対外的な情報発信という観点からも、お互いの活動内容や問題を共有することは非常に重要だが、それに加えて、それぞれのチーム内では共有できないような責任者ならではの悩みもあったりするので、このようなミーティングは貴重な機会なのである。責任者間のコミュニケーションや関係が、チームに影響することもよくある。だから密接なコミュニケーションは必要なのだ。実際、顔を突き合わせての定例会をする一方で、安全管理や情勢の変化などに関わる情報の共有など、メッセージアプリを使ってのやりとりは、ほぼ毎日のように、二四時間態勢で行われている。

戦下のバーベキュー

八月一六日の金曜日、着任してすぐのベルギーチームの責任者ラファエロは三つのチームでバーベキューをやろうとやる気満々だった。空爆が毎日のように続いていて人道危機が叫ばれている状況でバーベキューとは信じられないかもしれない。

ＭＳＦの緊急チームというのは現場に派遣されると二四時間態勢で活動する。僕たちはよく〝アドレナリンが出る〟と言うことがあるが、緊急対応の際はまさにそんな状況で休みなく活動を続ける。スタッフはそれぞれ自分の裁量で休息をとるように心がけるのだが、休息をとるという目的のために自制するのはなかなか難しい。だからといって〝皆、大丈夫〟というわけではないのだ。それぞれ高い緊張感と安全管理上の制約のもとに身を置き、難問と障害に直面しながら昼夜走り続けているが、走り続けられているから〝大丈夫〟というわけではなく、緊張やストレスを忘れているか、自覚していないだけなのだ。

だからこそ、〝息抜き〟と言えば陳腐な表現だが、あえて努力をしてバーベキューのような機会を設けることが大事になってくる。とはいえ、治安が不安定なところでそれを実行するのは決して容易なことではない。

総勢で約三〇人の小所帯だから集まるのはそれほど難しくはないが、宿舎の場所が散らばっているのが難点だった。ベルギーチームは中部デル・バラ、スペインチームは南部ハーン・ユニス、フランスチームは南部ラファだった。

それぞれの宿舎の間隔は一〇キロほどで、移動には時間がかかるし、安全管理上の問題もある。ましてやこの週はイスラエル軍による退避要求が頻繁に出されており、人道地域内の移動であっても注意が必要である。それならば中間地点のスペインチームの宿舎で開催するのがいいのではと提案すると、ラファエロはぜひベルギーチームの宿舎でと譲らない。着任したばかりの彼は、軍事衝突の状況にあるガザ地区の情勢は極めて不安定で、いつなんどきでも火山が大爆発するような事態になり得るということを今一つ理解していないようだった。ブロックとか、地理的な感覚をつかむにはそれなりに時間がかかるから、仕方のないことではあったが。

かくして定例の責任者同士のミーティングはベルギーチームの宿舎ですることになり、そのあとにバーベキューをしようという段取りになった。バーベキューの準備は、それぞれのチームから一人ずつ担当者を任命して、買い出しなどを頼むことにした。スペインチームでは、フランス人看護師のミッシェロが担当となった。

MSFの世界では、このような手配は結構ややこしい。多国籍、多地域、多宗教、多哲学、多思想、多信条といった背景を持つスタッフが一つのチームで活動する環境であり、さらに、非常に個性的な連中が集まっている。基本的に皆〝自由人〟だから、規則に縛られるのが苦手だ。相談して一つの結論に到達するのも得意ではない。とにかくややこしいのだ。

バーベキューの話を僕のチームにした時も、「行かなきゃならないのぉ?」「私たちの宿舎でやるなら参加する」「そうそう、行くのは面倒だから、むしろこちらの宿舎に招待しよう」「参加するかどうかは当日決める」などとさまざまな声が上がる。かといって僕が「それなら来たい人だけが来ればいいよ」と言えば、「それはチームの連帯意識が足りない」と言い出す始末。さらに、「誰か、他のチームと準備をする担当をしたい人は……」と聞けば、お互いけん制しあって、「私は残り二週間しか残っていないから」とか「私は仕事が忙しくて」とか「私は到着したばかりだから」と大変なのだ。僕だって、言わせてもらえば、たった一日の休日である金曜日でも、朝から三件のミーティングが入っているから、必ず二時間はどこかで昼寝をすることに決めていた。

だからといって、「それなら僕が……」なんて言うのは、チームをまとめる役目を負っている身としてはうまくない。僕自身のMSFでの経験として、面倒くさいことは自分がやってしまえ、と言って話を終わらせることは、MSFの世界では必ずしもうまいアプローチではなく、むしろ話し合いを通して結論を導き出す方が、気分がいいらしい。仮に話し合いに時間がかかっても……。

そんなこんなでチーム内で結論の出ない話をしている中で、「ふーん、バーベキュー、バーベキュー……どんなもんが食べられるかなぁ。肉、魚……」という話題から、各国の食事情の話になった。すると、フランス人のミッシェロはここぞとばかりに前のめりになって食の話に夢中になった。

少し前の彼との雑談で、僕がフランスの国民議会選の第一ラウンドで右派が与党になる勢いだったことを話題にした際、冗談を言い合って爆笑したことがあった。「フランス人が議論好きってのはよく知られているけど、議論が白熱して折り合わなかったら怒って実力行使に出ちゃうんだよな〜。MSFでよく学んだよ。フランス人と接する時は気をつけなきゃって」と僕がちゃかすと、彼は「レボリューション!!」と言って右手の拳を上げてみせた。僕も「レボリューション!!」と返して爆笑したのだ。

ナイジェリアのビアフラ戦争の非道な事態に、沈黙の原則を破って政府軍による市民への暴力を公に非難したフランス人医師とジャーナリストによってつくられたMSF。僕が、人道のためには権威におもねることをしないMSFから学んだことはたくさんある。僕が初めて訪れた頃、パリのオペレーション・センターは、フランス革命を象徴するバスチーユ広場にあった。MSFの理念とそれをつくったフランス人の気概に対する敬意は、今だに僕の中にある。ミッシェロはそんな僕の含意をあうんの呼吸で誤解なくわかってくれたのだと思う。

そんなやりとりがあったので、なんとなく彼のツボを押さえていた僕は、「うまい肉が食べられたらいいなぁ。ミッシェロで担当は決まりだね」と冗談めかして言い、その勢いでベルギーチームとフランスチームに、〝スペインチームの連絡先は看護師ミッシェロ〟とメッセージを送ってしまった。そこにいたチームの皆はミッシェロを含め、僕がメッセージを送ったことなど気づいていなかった。チーム内での話は各国の食事情で盛り上がり、案の定、（皆の前では）結論の出ないまま散会した。

翌日、ミッシェロは、「ベルギーとフランスのバーベキュー担当から連絡があったぞ。ケン、いつの間に俺を担当にしたんだ?」と言って笑いながら僕を責め立ててきたが、僕が「だって、ほら、食と言えばフレンチだから……」と返すと、まんざらでもなさそうな笑みを浮かべていた。

地を揺らす攻撃

バーベキューの話が長くなったが、当日の午前一〇時から責任者三人はミーティングを始め、そろそろ話題もなくなってきたと思っていた正午前、これまでにない大きな爆発音が遠くで聞こえた。僕たち三人はそれぞれのスタッフと連絡を取り始め、情報を収集した。

「デル・バラとハーン・ユニスです。デル・バラは人道地域内にあって、サラハッディーン道路の東側だけど、ハーン・ユニスはどうやらブロック36だけでなく、さらに西へ、つまりアッラシッド海岸通りの方向にまで空爆が行われているみたいだ」とカリームが僕に報告してきた。僕とカリームは三〇〇人のスタッフがどの地区に住んでいるのかを把握していたから、リアルタイムで信頼性のある情報を入手することはそれほど難しくなかった。「戦車からの砲弾、海からのヘリコプター、ドローン、あらゆる手段を総動員しているみたいだ」と彼は続けた。すると今度は近距離でドーンという大きな爆発音がし、振動をビリビリと肌で感じるほどだった。「今のはかなり近い」と言ってラファエロは、庭にいた僕とピエールに宿舎の中に入るように促した。

そして、新たに退避要求が出されたという連絡が入った。南部ハーン・ユニス地区では僕たちがいたところから東方にそれほど遠くないブロックにも退避要求があったのだ。

バーベキューのために僕たちがいたベルギーチームの宿舎に集まろうとしていたスペインと

フランスのチームは移動を取りやめ、バーベキューはキャンセルされた。僕とピエールもその時点で宿舎に戻るのはリスクがあると判断し、ベルギーチームの宿舎にとどまり、様子をみることにした。矢継ぎ早に入ってくる情報では、僕たちの事務所から三〇〇メートルのところにも砲弾が着弾したとのことだった。

ラファエロは、その退避要求の意味と数分後、数時間後、数日後に想定される事態を今一つ理解していないようで、まだ楽観的に構えているようだった。

その時点では攻撃目標が南部ハーン・ユニスのスペイン事務所に近づいてきていたが、その次は中部デル・バラのベルギー宿舎も火中になることは十分予想された。

僕が宿舎に戻ったのは午後四時頃だった。空爆が止《や》んだ一瞬をついてアッラシッド海岸通りを通って戻ったのだった。バーベキューがキャンセルになってしまい、ミッシェロは残念そうだったが、後を引かないのが彼のいいところだった。

その日、メディアの記事が目にとまった。ガザ地区を事実上統治しているハマスの見張り役が、イスラエル軍に我が子二人を殺害されたことへの「報復」として、イスラエル人の人質を射殺したという。我が子二人が虐殺されたとの知らせを受け、報復のために命令に背いて人質を殺害したとの説明だった。カッサム旅団は画像を公開し、「不幸な出来事」で、イスラエル軍によるハマス掃討作戦の「残虐さ」が原因だと主張していた。

この発表が、イスラエルとの駆け引きに利用されているのはほぼ間違いないと思われたが、それよりも、この事件そのものがやるせなかった。起きたことは決して「不幸な出来事」ではないはずだ。二人の子の殺害も、イスラエル人の人質の殺害も、人間の意思と手によって避けられたはずだと思うと切なかった。しかし、それが戦時下においては特別なことではないことを多くの人が知っている。

ブロック36と89の北側半分

僕たちの事務所は、アッラシッド海岸通りから二〇〇メートルほど東側に入ったところにあった。アル・マワシ・ハーン・ユニス地区で、人道地域では南北のちょうど中間に位置している。

事務所と言えば聞こえはいいが、MSFの緊急活動において、個人の決まった机や部屋があることはあまりない。机を共有することもあれば、段ボール箱を机代わりにしたり、ラップトップを床に置いて仕事をすることも少なくはない。僕の机は、二階のバルコニーに置かれていて、風の強い日は砂埃が舞い、夕方には強い西日が差して、ラップトップの画面を見るのに苦労した。

八月一七日、ガザ停戦への協議の行方についての報道は途絶え、状況は不明だった。イスラエル軍による軍事攻勢は一層強まる一方で、その攻撃対象地域も僕たちの事務所がある地域と隣接するブロック89の北側半分と36に集中しているようだった。軍事攻勢は、距離にして事務所から一キロ以内のところにまで近づき、事務所に向かうと、爆発音が近距離で聞こえる。

僕は全神経を集中させて、攻撃地点の情報を収集し、チームの現在地を確認し、活動継続をするか否かを判断して、逐次チームに指示する必要があった。攻撃を受けている地点は近づいているが、ＭＳＦの活動現場の建物にいる限りリスクはないという判断のもと活動継続を伝えた。

その最中、海からヘリコプターの音が近づいてくるのを耳にした。その姿を確認しようと空を見渡すが目視できない。〝音〟が頼りというが、音は地形によって反響するし、風向きでも変わる。音で距離感をつかむことは素人には難しい。

「あれだっ」とスタッフの一人が指をさしたとたん、別のスタッフが〝指さし〟をしないようにたしなめた。〝指さす〟ことによって攻撃されることが現実に起こっていたからだった。それは、根本的なところで、現場で活動するジャーナリストが殺害されることがあることと似たような意味があった。

至近距離の軍用ヘリによる攻撃

軍用ヘリコプターはかなり高いところで海から東方向に機首を向け、僕たちの頭上を通り越した。それから数秒後、「タタタタッ、タタタタッ、タタタタッ」という音が聞こえ、止んだ。僕は再びパソコンに向き合いながらも、神経を集中させた。すると、一〇分ほど経ってからだろうか、再び軍用ヘリコプターが海側から近づいてきた。今度は最初の時よりも低空で、僕たちの頭上すぐのところで「タタタタッ、タタタタッ、タタタタッ」と三度ほど音が繰り返された。

僕は、念のためにと、二階にいたスタッフに一階に下りるように声をかけた。ほぼ頭上から東方向に発砲しているということは、イスラエル軍の攻撃目標エリアは、退避要求に指定された特定の区画であろうと推察できた。

軍用ヘリコプターが頭上にいても、反イスラエル軍の何者かがそれに対して反撃をしかけない限り、僕たちには影響はないだろうと考えられたが、交戦に巻き込まれる事態は避けなければならない。

この間、東方面では、おそらくさらに東にいる戦車からの砲弾が着弾している音が聞こえ、それとシンクロしているかのような軍用ヘリコプターからの発砲音が聞こえていた。それは間違いなく強烈な軍事作戦が行われていることを意味していた。

リスクは何か。それは、軍事攻撃が事務所のあるブロックと隣接する地域で行われていたことだ。僕たちが病院に行くために日常的に利用していたルートがあり、毎日水を運んでいる給水所がある地域でもあった。そして、何よりも、何人かのスタッフが住んでいた。

僕が、情報収集やスタッフとのやりとりに気をとられている最中、すぐ近くから再びヘリコプターの音が耳に入る。空を見上げると、今度は事務所から一〇〇メートルほどのところ、高さにして五〇メートルほどだろうか、はっきり物体を目視できるところから「ダダダダッ」という音が聞こえ、立ち昇る煙が見えた。肌で空気の振動を感じるほどだった。

自分たちが攻撃対象になっていないとはいえ、あまりに近い。いかなる〝誤り〟もあり得る状況だった。

彼らの理屈ではきっと、自分たちは単に頭上にいるだけで、攻撃対象はMSFの事務所のあるブロックではなく、隣のブロックであるから問題ない、というものなのだろう。

夜中、カリームからメッセージが入る。「近隣での軍事攻勢は非常に激しくなってきて、何人かのスタッフとその家族が夜中も退避せざるを得ない。腰を据える場所の当てがなくても、その場を離れて海岸沿いに逃げるしかない。スタッフとその家族が、MSFの事務所に一時的にでも根城を構えてよいか」という確認だった。

難しい判断だったが、許可することはできなかった。家族も入れればその規模は何十人となるだろう。そうなると安全上の責任もとれない。また、不特定多数の人間が集まることも否定できない。戦闘員が紛れ込んだとしたら、あるいは戦闘員でなくても武器を携行した者が紛れ込んだとしたら、イスラエル軍に格好の攻撃理由を与えてしまうことになる。

カリームは「わかったよ。許可できないとだけ返答します」と言って電話を切った。のちに彼は「ケンの判断は正しかったと思う。三〇〇人のスタッフがいて、それぞれの家族と親戚の身元調査なんて僕たち現地スタッフだって無理な話で、ましてや武器を携行しているかどうかなんて確認できるわけがないよ」と言った。

活動を中止するという判断をすることは簡単だ。しかし、それは治療の中止を意味する。治療を中止し、患者の受け入れを中止し、入院患者を放置することを意味する。逆に、状況判断を読み誤り、選択肢を失った状況で判断することは、患者、付添人、スタッフを安全管理上、危機的な状況に追いやることになる。MSFの責任者として最も大事なことはただ一つ、医療活動を継続できるか否かだ。それには詳細にわたる情報の収集と状況分析、そして合理的判断が必要とされる。

翌八月一八日、多くのスタッフは疲れ果てているように見えた。カリームは目の下にクマができていた。ジャミーラは無理を承知で僕にバスの運行ルートを変えてもらえないかと繰り返し相談にきた。彼女がバスのピックアップポイントに行くためには朝の五時半に家を出なければならないからだという。一方で、一日の仕事が一段落しても特段の理由もなく事務所に居残るスタッフがいた。多くはテントでの生活を強いられているスタッフだった。僕としてはスタッフにできるだけ休息をとってもらいたくて帰宅を急かすこともあったのだが、彼ら自身が早々にテントに帰ることに躊躇《ちゅうちょ》していたのである。

至近距離での地上攻撃

前週の金曜日はデル・バラの一件で、エルサレムにいる活動責任者クレモンとミーティングをすることができず、その埋め合わせをしようということになった。MSFのエルサレムのチームは、パレスチナ自治区ヨルダン川西岸地区ヘブロンのプロジェクトの統括と、イスラエル当局と僕たちとの間の連絡係（リエゾン）のような役割を担っていた。

エルサレムにいるクレモンは、もともとヨルダン川西岸とガザを含むパレスチナ地域の活動を統括する責任者だった。しかし、今般のガザ危機において僕がガザの緊急事態に対応するべく緊急チームの責任者としてガザ入りすると、クレモンはヨルダン川西岸の活動に集中することになった。クレモンと僕は、それぞれ異なる指揮系統のもとに活動をしているが、パレスチナはパレスチナであり、イスラエルという相手も同じなので、緊密に情報交換をし、互いの活動を知っておくことは大切だった。

ガザ地区が事実上、ハマスの統治下にあり、パレスチナ自治区ヨルダン川西岸地域とは政治的に分断されてしまっていても、毎週一度は時間をとって互いの活動の最新情報を交換していた。

この日、クレモンとオンラインで話し始めて、ほんの一〇分も経たないうちに、いったんは遠のいていたヘリコプターが海から近づいてきて、頭上から「ドドドド」と何かを放った。前日は確か「タタタタ、タタタタ、タタタタ」といった幾分軽い音だったが、その日はより重低音のドドドドという音。イスラエル軍がどんな兵器を持ってどのように使い分けているのか、皆目見当がつかなかった。

「ケン、伏せろ伏せろ！」とクレモンがオンライン越しに叫んだ。オンライン越しに見ている人間にしたら、それくらい切羽詰まっている局面に思える音だったのだろう。

僕は「そうだな。また今度」とだけ言って、クレモンとのオンライン会議を終わらせた。

その後、とうとう戦車がブロック36のハマド・シティと呼ばれる地区の脇の丘に陣取り、そこから砲弾を撃ち込み出した。砲弾はひっきりなしに続く。これは地上侵攻以外の何ものでもない。その日は日中ずっと、絶えることなく攻撃は続いた。

人道地域から除かれたブロック36と89の北側半分

その夜、停戦に向けた協議のニュースが入ってきた。協議は進行中で、米国務長官がイスラエルに到着したという。結論が出るにはさらに一週間待たされることになる。夜一〇時、大きな砲弾の音が響き渡る。ラファの方向だ。僕たちは三方塞がりになって眠っている。

その時初めて気がついたのだが、ブロック分けの地図上では、ブロック36は8月11日、ブロック89の北側半分は8月16日の時点で、人道地域から除かれていた。

当時現場では、〝ブロック89の全てだ！　いや、北側半分だけだ!!〟と情報が錯そうした。ブロック89はアル・アッタールの診療所の近くでもあり、ナセル病院と行き来するルートでもあったため、半ばパニック状態にもなっていた。僕自身、立て続けに出される退避要求によって混乱していたのである。

同じ部屋を共有しているロジスティックスのクリスは、いつも僕と同じように夜一〇時くらいまで仕事をしている。だがその夜彼は、珍しくベッドに横たわってスマートフォンをいじっていた。「母親に電話をしなきゃ。こちらからかけなきゃ向うから毎日かけてくるからまいっちゃうよなぁ。子どもじゃあるまいし……」と言う。

「っで、何を話すの？　こっちのことを心配してるの？」と聞くと、「詳しいことは言わないよ。心配するからさっ」と言った。「どこの家庭でも一緒だよな」と僕は言って塩味のするシャワーを浴びにいった。

ガザの人びとは、安全とライフラインの手綱を他者に握られている。南部と北部の検問所はイスラエル軍に占拠され、ガザ地区から脱出することもできない。人道支援と物資搬入の道はまた閉ざされている。

停戦はいつになるのか。人びとは疲れ切っていた。

第三章
人道医療援助活動

ナセル病院で、
栄養失調の子どもに寄り添う母親

ガザでは、その生活環境により、多くの子どもたちが深刻な栄養失調に苦しみ、命の危機に瀕しているが、治療食が手に入らない状況だ。

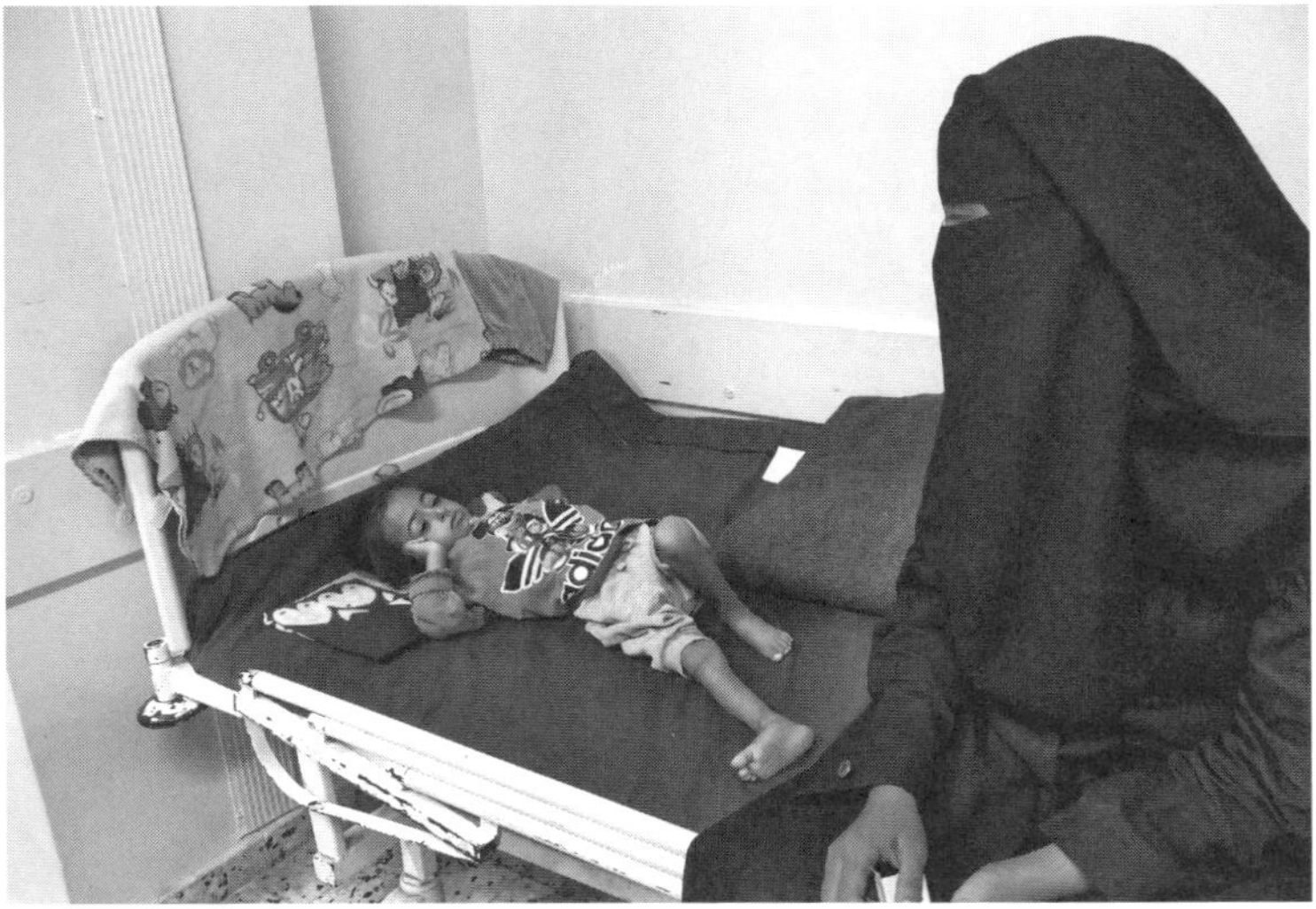

撮影日：2024年10月28日　撮影：Nour Alsaqqa

タバコ一箱五〇〇ドル

僕がガザの地に足を踏み入れた時に目に入ってきた光景は、〝ラファの徹底した破壊〟と〝人道地域内のある意味での活気〟だったことは前にも述べた。第二章にも書いた価格の高騰については、現地スタッフのカリームが説明してくれた。

「去年一〇月七日のハマスの攻撃以降、人道援助目的、商用目的問わず、ガザ地区への物資の搬入が再開されるまでに時間がかかったんだよ。その間、ほとんどの物資の市場価格はざっと見積もっても一〇倍にまで跳ね上がった。単純に物資が絶対的に不足していたから。今は、物にもよるけどイメージとしては三倍くらいにまで下がっている。パンに関していえば、紛争前より安くなっているよ。タバコは相変わらず高価だけどね。以前は二〇本入りパックがせいぜい一ドルだったけど、今は一本二五ドルだからね」

アッラシッド海岸通りの出店に並ぶ品物、物資供給と人びとの困窮についてはっきりした像が得られず、しっかりとした理解を持ちたかったから、この説明は助かった。

アッラシッド海岸通り沿いでは、国連人道援助物資のずた袋五〇キロ入りの小麦粉が売られているのを目にすることがあった。このようなことは決しておかしいことでも批判されるべきことでもなく、他国でも人道援助活動の現場の多くで見られる現象だ。五〇キロ袋の小麦粉が、家族のいない独身者に配給されたとしても、独り者では食べきれない。それを市場で売って現金に換え、他の用途に使った方が生活の一助になる。

ちなみに二〇本入りタバコが一箱五〇〇ドルで取引されているというのは、にわかには信じられないのだが、タバコが強盗団の格好のターゲットになっているのは事実で、実際僕たちの車も正体不明の武装グループに止められ「タバコは積んでいないか」と車内を物色された。ガザではもともと喫煙率が高かったと聞いたが、さすがにこれだけの値段になると容易には手を出せなくなっただろう。

液状石鹸強奪事件

タバコ以外のもの、人びとの生活必需品である衛生用品も、強盗団の標的となっていた。MSFが運送業者を手配して持ち込もうとした約一トンの液状石鹸が強奪された事件も起きた。彼らは他の物には目もくれず、あえて液状の石鹸を狙ったのだ。その理由は不明だが、おそらく容易に売りさばけてかつ尽きることのない需要から、市場価値が高いとみられたのではないかと思う。この強奪でMSFが受けたショックは計り知れなかった。医療施設での衛生用品の不足は他の何よりも危機的な状況を招く。お金で解決できるならよいが、解決できないのだ。

海岸通り沿いで売られている物を買ってその場をしのぐか、という案もあったのだが、現実味がなかった。MSFから強奪された物が、海岸沿いの店で売られている可能性があり、固形ならMSFが調達した物かどうかを判別できるかもしれないが、液状なら不可能だ。素性のわからない状態でMSFが買ったとしたら、MSFがもともと購入し略奪されたものを、さらにお金を払って買うことになり、強盗団に利することになるだけだ。

何とか解決策を見出そうと知恵を出し合ったが、結局何も見い出せなかった。衛生用品や日用品の欠乏は、WHOや他の団体も同じ状況であったから融通してもらうこともできなかった。イスラエルに話をしたところで、「それならばMSFの物資を守るためにイスラエル軍が護衛してやる」と言われただろう。イスラエル軍にとっては、人道医療援助団体を支援していると公表できるまたとないチャンスだから、中立を旨とする僕たちの選択肢としてはあり得なかった。

強盗団と交渉するには交戦中の人道地域外に行かなければならないし、また、それを口実にイスラエル軍から攻撃される可能性が大きかった。ガザ地区内で石鹸をつくれないかと調べたのは冗談でも軽口でもなかったが、原料を調達できないという結論に終わった。

戦争が起きているところでもビジネス・アズ・ユージュアル（Business as usual：ビジネスはいつも通り）というのはよく知られている。戦争状態では輸送の安全に大きなリスクを及ぼし、物資は不足する。だからこそ、それをビジネスチャンスとして捉える者がいても不思議ではない。

二〇〇九年、イエメンでフーシー派と政府との間で紛争が勃発した時に、僕は交戦の真っただ中で、物資供給路が絶たれた状況に置かれた。ほとんどの必要物資は燃料や入院患者のための食料などを含め、緊急用在庫として一カ月半医療活動を続けられるだけの蓄えをしていたが、スタッフが家に帰ることができない事態は想定していなかった。そのため、スタッフ用の食料を調達するためにありとあらゆる手段を模索した。そして、とある善意のビジネスマンを通して、戦火の中、食料を調達することができた。

しかしガザは完全に八方塞がりで、もう一度略奪されるリスクをとって再び挑戦するか、停戦を待つしか術《すべ》はなかった。結局、病院では、できる限りの方法と工夫で、感染のリスクを心配しながらその場をしのぐ以外に方法はなかった。

劣悪な衛生状態

街なかの衛生状態の悪さは相変わらず問題だ。居住地や海岸沿いには、ところどころに鉄製のゴミの集積箱が設置されていて、定期的に収集車が来ている。回収は現地の自治体が行っている。ウクライナでもそうだが、戦時下にあっても、平常時と同じように衛生状態を維持しようとする当局を含めたコミュニティの意識と気概は、非常に大きな意味を持つ。

問題は回収したゴミをどこで、どのように処分しているのかということだ。ガザにはかつては焼却場があったのだろうが、今は居住地域から少し離れたところに、何の境界もない場所があり、そこに廃棄している。そこには大人も子どもも自由に立ち入って、生活の糧になりそうなものを探し、持っていく。

恐ろしいことに、医療廃棄物についても同じような状況である。ナセル病院にあった医療廃棄物焼却施設はイスラエル軍によって破壊された。ＭＳＦはゴミ処理業者と契約を結び、双方は適切な処理を行うことに合意していた。しかし、業者の処理場という場所に視察に行ったところ、状況は一般家庭ゴミと同じだった。柵もなく、誰でもアクセスできる。コレラやポリオなど、感染症の拡大リスクは目と鼻の先にあった。

絶対的に不足している水

中東地域では水資源をめぐる争いの時代がやってくるだろうと言われて久しい。僕が初めてそんな話を耳にしたのは一九九六年に中東地域に関するセミナーで中東諸国を訪れた時だった。実際、エジプトでは、もしナイル川の流域諸国のいずれかが川の水を堰《せ》き止めたら戦争になるとは小学生でも口にしていた。また、僕がMSFに参加してトルコ、シリア、イラクで活動した時は、チグリス、ユーフラテス川流域諸国間で政府間の協議が行われていたことを思い出す。

イスラエルとパレスチナにおいては、イスラエルは早くも一九六七年の第三次中東戦争以前に国営水路を完成させ、同戦争においては、シリアの水源であるゴラン高原と地下水が豊富なヨルダン川西岸を占領した。それからの入植活動は極めてしたたかで戦略的だと思う。

占領地の六割以上もの地区では行政権と警察権を握り、不平等な水政策をつくって実行し、八割以上の利用可能な水資源を接収、残り約一割はパレスチナ人に割り当てた。パレスチナ人がそれに従わないと水に関わる設備を破壊する一方、入植者に対しては農業灌漑を促進し、農地を拡げる。農村のパレスチナ人が一日一人につき約三〇リットル（WHOでは推奨最低量一〇〇リットル）の水で生活しなければならないのに対し、イスラエル人の入植者はその三倍近くの水を享受していた。

ガザ地区の水源は主に地下水、淡水化施設からの水、イスラエルから購入した水だ。地下水の大半は、地中海東岸沿いに広がる帯水層にある。イスラエルはヨルダン川西岸地区の山岳帯水層からガザ地区への引水を許可しなかった。イスラエルがガザ封鎖を始める以前でさえその沿岸帯水層はイスラエル軍に完全に支配されていた。数千人の入植者にはきれいな水が割り当てられる一方で、パレスチナ人には塩分の高い水が抗議行動をしない場合にのみ供給された。

増加する人口を補うために帯水層の水は過剰に取水され、淡水レベルは減少し、地中海からの海水が浸入した。さらには、未処理の下水や不純物で汚染され、人間が利用するのには適さない。海水淡水化装置を持つ公社や民間会社があってもインフラが老朽化し、そのための整備・補修に必要な物資をガザに持ち込むことをイスラエルは厳しく制限してきた。配水網がないため、多くのパレスチナ人は水を移動給水車から高値で買うしかなかった。

そして、二〇二三年一〇月、イスラエルとハマスの武力衝突が起こり、インフラは破壊され、電気は止まり、生活物資、資材、燃料のガザへの搬入は止まった。

イスラエル国防相は、一般市民はハマスと区別されるべきで、市民に対する水供給を回復させることは、人道的な観点から最優先事項の一つとして位置づけているとコメントしていた。そして、その復興を阻害しているのはハマスとの軍事抗争だと。*21

きっかけがなんであれ、自らが徹底的に破壊したインフラを、自分たちは人道的見地から復興させようと努力している、しかしそれを軍事行動が阻害しているのだ、という理屈に納得できる人はどれだけいるのだろう。

僕が活動を始めた時にはすでに戦闘開始から一〇カ月が経っていた。物資のガザへの持ち込みは、戦闘開始時に比べれば少しは改善していたが、依然軍事利用される可能性があるおそれとの説明のもとに復興に必要な物資は〝二重利用〟項目として厳しい規制をかけているので、損傷したインフラは復旧できるわけがない。人びとは人道援助団体が手配した給水車に頼るしかない。現在稼働している海水淡水化装置は限られている。紛争が激化して一年近く経っても、毎日給水所に多くの群衆が殺到し、時には水をめぐって武器による抗争にまで発展している。こんな事態は、現地にいなければ想像できないことだろう。

MSFが紛争、災害、大量の避難民など緊急を要する事態に対応する際、その緊急度、深刻度を理解する上でいろいろな指標がある。それらはあくまで参考的な指標であって絶対的なものではない。人道危機はその土地によって環境が異なるからだ。それでも緊急事態発生の数日間においては一日一人当たり三～五リットル、その次のフェーズでは一五～二〇リットルの飲用可能な安全な水が必要との目安がある。

ガザ地区合計で約二二〇万人の人びとがいて、そのうち九〇%が避難を強いられている。いわゆる人道地域内の人口について公式な統計はないが、一般的には約一一〇万～一五〇万人程度、ある報道によれば一九〇万人とも言われている。現在のガザが緊急事態発生直後の期間で、一人当たり一日一五リットルの水が必要だとしたら、人道地域内では少くとも一一〇万人×一五リットル＝一六五〇万リットルの水が毎日必要となる計算だ。

疲弊する人びと

ＭＳＦの三つのチームを合わせると、およそ一〇〇〇人近い現地スタッフが働いている。その多くが避難生活を強いられていて、激しい攻撃を受けた北部には住めないから居住地域は中部、南部に集中している。人道地域外に住んでいるスタッフもいる。親戚の家に家族ごと身を寄せている場合もあるが、テント暮らしも多い。

従来の公共交通ネットワークは崩壊しているため、ＭＳＦを含めた人道援助団体や保健省病院はスタッフの送迎のために特別に大型のバスを手配し、毎日定期的に巡回させている。しかし、巡回ルートについては人道地域内に限られている。また、安全上の理由によりルート変更をすることもある。

スタッフはあらかじめ決められたピックアップポイントからバスに乗車する。人道地域外に

＊21 "Israel boosts power to Gaza desalination plant in bid to avert humanitarian crisis" on 2 July 2024, The Times of Israel. https://www.timesofisrael.com/israel-boosts-power-to-gaza-desalination-plant-in-bid-to-avert-humanitarian-crisis/

住んでいると、夜明け頃、早朝五時くらいから徒歩、ロバなどの手段でピックアップポイントまで来なければならない。人道地域外であるから、言うまでもなく安全上のリスクはより高い。また、比較的安全とされる道路は、渋滞するのが常だから、通勤に片道三時間ほどかかるスタッフさえいる。安全管理上の理由からMSFでは午後三時には活動現場から帰路につくよう定めており、バス運行時刻の最終出発時間は午後三時としている。

「なんで早く帰宅しないんだ？」バスの出発時間を遅らせれば帰宅も遅れ、安全上問題だ。午後三時、四時を過ぎても事務所に残っているスタッフを見て、促すつもりで僕がかけた言葉だったが、皆、のどに骨がささったようなはっきりしない物言いだった。

緊急対応時は確かに、ニーズ、やることが膨大なので、時間を気にせず活動し続けるのが常だが、セキュリティに関係するとなると妥協することは難しかった。

するとそのうち、僕に近いスタッフの一人が近寄ってきて小声で、「事務所に残っていたいんです」と言った。「どういうこと？」と聞くと、彼は「テントに戻りたくないんです」と答え、こう続けた。「狭いテントに老若男女が暮らし、いつもどこそこで誰それが亡くなった、あそこで空爆があった、物資の配給がどうなっているのか、停戦はいつになるのか、ならないのか、……というような話ばかり。そして結論の出ない、これからどうなるのかという話題になって就寝するんです。疲れるんです」

僕は、その日のところはそれ以上帰宅を無理強いすることはしなかった。

人道地域内での暴力

光明の見えない停戦交渉と希望を打ち砕くかのような空爆と人びとの苦境と疲弊、しかし、一方でごった返すアッラシッド海岸通りの活気。このギャップは何なのだろうと僕は何とも腑に落ちない気持ちでいた。これは単にガザの人びとの精神力の強さゆえのことなのか、それとも希望を捨てたがゆえのヤケクソの活気なのか。そんな時、ふとエジプトのカイロを思い出した。混沌《こんとん》、喧噪《けんそう》、叫び声、その中からシャアブ（民・民衆）のパワーを肌にじんじんと感じたものだ。ガザのアッラシッド海岸通りはそれほど騒々しくもなかったが何か共通するものを感じた。

それは何なのだろうと何日か考え続け、やっと答えが出た。それは子どもたちのエネルギーだった。パレスチナ自治区の人口ピラミッドは日本とは全く逆の裾広がりの三角形をしている。人口の半数が二〇歳未満だ。なぜ子どもが圧倒的に多い人口構成になっているのかについて、その理由、背景についてはよくわからない。僕はエジプトで、エジプト人の友人とパレスチナ問題について話し合ったことがあった。その時彼は、パレスチナにおけるイスラエルとの問題は、生存をかけたものなのだと力説していた。そしてそれは〝人は力〟という話になる。二国家共存という理想はあってもその道は険しい。しかし一国家に複数の民族がいて、そこに民主的な体制をつくろうとすれば、人の数は大きな要素となり得る。ましてや占領し国際法に反して入植地を拡大しようとするイスラエルに対して、パレスチナの人びとが生存の危機、種の保存という本能的なものを感じてもおかしくはないだろう。それに加え繰り返されるイスラエルによる圧倒的な軍事攻撃による犠牲を考えれば、この人口構成も感覚的には理解できる。後述するが、僕たちの事務所の近くにクリニックを構えたある一家の長は、イスラエルは我々のすべてを奪ったが、それでも自分たちには人という資源が残っていると言っていた。

通りで視界に入ってくる子どもたちの多くは、せわしく、たくましく働いていて、彼らの表情はいろいろだった。潑剌《はつらつ》としている子もいれば、眉間に皺を寄せている子もいた。ただ、表通りではそういった活気を視覚的に感じることがあっても、それがガザのすべてを表しているわけではなかった。

具体的な統計があるわけでもなく、僕自身が直接当事者に話を聞いたわけではないが、スタッフによれば、シェルター内ではいろいろな問題が起きているということだった。家庭内でのいさかいや暴力などである。日が暮れると、避難してきた人びとが身を寄せるところでは怒鳴り声や叱責《しっせき》、泣き声などを聞く機会は頻繁になったという。

「僕の住んでいる地区で、父親が一〇歳ほどの娘の手を切り落とすという事件があったんです」とスタッフの一人が悲痛な顔をして声を押し殺して話してくれた。「娘が露店で売られていたジュースを万引きしたんです。それで父親が手首から切り落としたんです。僕たちはムスリムです。ガザには敬虔なムスリムも、非常に原理主義的なムスリムもいます。それでも、こんな事件は今回のガザ危機前には起きたことはなかったし、聞いたこともなかったから、本当に衝撃的だったんです」

僕がトルコとシリアでの活動で、シリアから避難してくる人たちと接していた二〇一二年、多くの悲劇的な話を彼らから聞いた。とりわけ、体制側から受けた暴力の話は枚挙に暇《いとま》がなかったが、そのような出来事の真偽を確かめる術などなく、MSFとしては医療活動に専念するようにしていた。ガザでのこのような話も、直接の当事者、目撃者からの話でなければ無条件に信じることはできない。しかし、今、ガザで起きている日常の光景を見ていると、決してあり得ない話ではないと僕は感じた。

ある日の帰路、混雑する海岸通りで、一人の男が何かを叫びながら僕たちの車のドアを開けようとした。僕は視線を合わさずロックを確認する。すると今度は後部座席のスライド式の窓を開けようとした。男は叫び続ける。何を言っているのか、何に怒っているのか、わからなかった。その形相は攻撃的で、ほうっておけば窓の隙間から車中に飛び込んできそうな勢いだった。普段は温厚で物静かな運転手が険しい形相で怒鳴ると、その男はしがみついていた手を放し、そそくさと去っていった。

過去にアル・マワシの診療所を何度となく訪れ、その都度薬を要求する男がいた。その男が再び現れ、薬だけを要求した。診療なしで薬を処方することはできないとスタッフが丁重に断ると、少し離れたところにいた看護師ミッシェロが指示したのだと言い出し、ミッシェロに向かってクビをナイフで切るような素振りを見せたと報告を受けた。僕がミッシェロに確認すると、「それほど深刻な状況じゃなかったよ」と言っていた。だが、国と地域によって慣習は異なる。脅しかそうでないかの見極めは難しく、過小評価することは非常に危険だった。カリームとアル・マワシのコミュニティからこの患者の情報を収集すると、彼は精神的に病んでいて、家族でさえ、面倒を見切れなくなっているということだった。

中部のデル・バラでは、銀行がATMの引き出しを拒否したことで群衆が集まり、発砲騒ぎも起きた。

武器を用いた家族同士の争い

人びとは極めて限られた空間に押しやられ、生きるためのライフラインをイスラエルの手中に握られ、安全を確保することも自分たちの意思ではできない。停戦はいつになるのかわからない。昼夜空爆とその音に悩まされ、安眠することさえできない。

僕の滞在中、路上での言い争いや、暴力行為を見ない日はなかった。子ども同士の場合もあれば、大人同士のこともある。病院の待合室で男性警備員に食ってかかる女性もいた。

給水所には多くの人びとが集まり、そこでも争いが絶えない。僕たちの診療所の横に設置した給水所でも、個人間の言い争いが、武器を持ち出した家族同士の争いに発展したこともある。

ちなみに、僕が目撃した武器を用いた家族同士の抗争は、僕がいた六週間という限られた期間だけでも明らかに頻度が増してきた。子ども同士の喧嘩もかなり激しいものもあり、それを仲裁する大人を見かけることも少なかった。混雑する海岸線の道路で、僕たちの車が立ち往生した時に、車のボディを強く叩かれることもある。それがひどく攻撃的な形相をした子どもであることも一度や二度のことではなかった。

疲弊するスタッフたち

人道地域外、または人道地域内でも軍事活動が行われている近くに住んでいるスタッフは少なくない。数歩の距離で、常に空爆が続いているようなところだ。そんなところに住んでいるスタッフは、毎日、早朝に住処《すみか》を出て仕事に向かう。僕は、スタッフと顔を合わせる時に、常に表情に注意するようにしていた。スペインチーム三〇〇人のスタッフすべてと、毎日顔を合わせることはできない。しかし、限られた人数であっても表情を見ることによって、そして必要であれば「大丈夫か」「調子はどうだ」と声をかけることで、それぞれの抱えていることを感じられる時がある。MSFという組織ができることには限界があるが、共感を持つことは必要だ。

時には事務所に姿を見せないスタッフもいれば、目の下にクマができているスタッフもいた。表面には出さないが、どこかしらいつもと違うスタッフもいた。緊急対応、患者と援助を求める人びとのために、という気概は持っている彼らだったが、僕は仕事を無理強いすることはせず、むしろ休むことを奨励していた。僕たち海外派遣スタッフには、現地スタッフそれぞれが抱えている窮状を知ることはできなかったからだ。

八月一九日の朝も、四時から大きな爆発音で飛び起きる。厳密には〝大きな爆発音で目を覚まし、ベッドから起き上がらない状態で、次に何が起こるのかをうかがっている〟。何が起きているのかもわからずに、やみくもに行動に移すのは良策ではないからだ。まず第一に自分が生きていることを確認し、負傷もしていないと確認するのが優先すべきことだ。

〝ブゥーン、ブゥーン〟と絶えることのないアブのような音をたててドローンがかなり低空飛行しているのがわかる。「自分は大丈夫で、ここは安全だ」と確認して、腕時計を見て、もう一度瞼を閉じた。MSFの紛争地での活動、特に緊急対応の時はたいてい、このようなことが日常となる。こんな状況が続けば疲労がたまるのは当然だから、とにかく少しでもチャンスがあれば寝る。これが僕にとっての疲労解消法の一つだ。

ナセル・メディカル・コンプレックス——産科・小児科病棟

その日は、朝からナセル病院に向かった。着任して一二日間の第一の優先事項は、ナセル病院、三つの基礎診療所、国連機関、保健省、国際NGO、それから三〇〇人のスタッフをとにかく一巡することだった。それを終えた今、次にすべきは、病院の活動をより細かく把握することだった。想定される範囲での有事に対応できる態勢を整えておく必要があり、そのためには、MSFの行っている活動、活動に対しての障害、協働者である保健省の立ち位置などを十二分に理解しなければならなかったからだ。

病院では、看護師ダニエラの後任のディナが毎日行っている朝の回診に同行させてもらうことになっていた。その前に小児科医であるナジーム医師に挨拶をしておこうと、四階の会議室に向かった。ナジーム医師はミーティングが終わったばかりのようだったが、病院が直面している問題を、ぜひ自分から詳細に説明させてほしいと、朝の回診に同行してくれることになった。

産科・小児科病棟は四階建てで、一階は産科・小児科外来受付、二階は産科用の分娩室と手術室、三階は小児科、四階は事務関係フロアとなっていた。縦五〇メートル、横三〇メートルの長方形の中心に各階をつなぐ階段があり、それを取り巻くように通路があり、その通路沿いに病室、治療室を含めた部屋が並んでいた。ナジーム医師はまず、僕を小児科に連れて行った。

階段を下りると、フロアの長辺側の五〇メートルほどの通路で、病室に入りきれない入院患者がマットレスに横たわって点滴を受けている光景が目に入った。この階には一般病室、新生児集中治療室、小児集中治療室、重度栄養失調治療室があり、合計で七〇床あったが、僕がいた頃には毎日、その倍、つまり一四〇人ほどの新規入院患者がいて、病室に入りきらない患者のために廊下にマットレスを用意して対応していた。ナジーム医師は小児科の運営には人一倍思い入れがあるようだった。

「この子のケースは、悲劇的なケースでね。悲劇的なケースといっても、多くの悲劇のうちのほんの一つに過ぎないけど……」と言って小児集中治療室の中の個室（隔離部屋）に入院していた男の子のところに僕を連れて行った。そこには左足のない、顔にやけどを負った九歳の男の子がベッドに横たわり、その横に祖母が付き添っていた。「この子はガザ市内から運ばれてきて、国外医療搬送の手配を待っているんだよ。保健省とWHOがイスラエル側と交渉しているけど、もう一カ月経っている」と、病院としてはなす術もないと困惑した顔で僕に説明した。そして「すぐに医療搬送許可が下りるよ。インシャー・アッラー（神のおぼしめすままに）」と祖母を励ました。黒いアバヤで頭を覆った祖母は、下あごをちょっと引いて口を一文字にぐっと強く結び、目で〝インシャー・アッラー〟とナジーム医師にこたえているようだった。

個室から出て集中治療室の大部屋に戻ると、ナジーム医師は二人の医師を紹介してくれた。一人は小児科のスペシャリスト、もう一人は集中治療室の責任者だった。真っ白な濃いひげを蓄え、野球帽をかぶったスペシャリストは、ガザ出身で現在はオーストラリア在住だが、このガザ危機のために家族を残してやってきたという。今は病院に寝泊まりしているそうだ。「家族を残してでもガザに身を捧げたい、それだけ」とにこやかに言った。

集中治療室を出た脇には隔離部屋が二つある。一つは感染症患者などを隔離しているが、もう一つの部屋についてナジーム医師は「ここの部屋は〝外〟からの患者用だ」と言った。「外からってどういう意味？」と聞くと、「家族を失った身寄りのない子どもたちだよ」と説明された。その後、二階の産科と一階を回った。産科と小児科の外来受付と救急の一階は、患者とその付き添いでごった返していた。すれ違うのもままならないほどなのは、いつものことだった。

半減した病院

ガザ地区には二二〇万の人口に対し、三六の病院があったが、度重なる退避要求と軍事攻撃により、僕がいた時点では一七の病院しか機能していなかった。機能している病院さえ、あくまで〝部分的に〟機能していると言うべきだろう。

病院数が半減した上、基礎診療を行う診療所の多くも機能していなかったから、病院への負担はさらに大きくなっていた。機能していない病院には、やけどなど専門的な治療や、癌や慢性心疾患といった持続的な治療を提供する病院も含まれていたため、そのしわ寄せが稼働している中核病院にきていた。オーバーキャパシティになるのは当然だった。

それに加えて国外への医療搬送が大きな制限を課されていること、膨れ上がる患者数に対応できる医薬品、医療器具、衛生用品不足は、医療体制という面において致命的で、総じて〝医療体制はほぼ崩壊している〟と言えた。

「今日はいつもより外来患者数は少ないね。昨日は受付後、受診を待っていた約四〇人の患者が時間切れで帰っていったって報告を受けました。その四〇人の中に重篤な患者が含まれていた可能性があるみたい。一日も早く、より効率の良いトリアージをするようにシステムを確立する必要があるんだけどスペースの問題もあって難航してて」とディナはフーッとため息をつきながら僕の目を見つめ、やることがあるから、とその場を去っていった。

上階に戻ろうと脇にあるスタッフ用の階段を上ると、小児科階のところで、ニューヨークヤンキースの野球帽を被った二〇歳くらいの男性が通路階段に座り、慣れない手つきで赤ん坊にミルクをやっていた。素人が見ても明らかに重度栄養失調と見られる赤ん坊だった。生後九カ月だという。僕の電話に応えてディナがやってきて、事情を聞く。すでに診断は受けていて、その赤ん坊も医療搬送を待っているところだということだった。

医療スタッフからの相談

四階のMSFスタッフが待機する一室に戻り、看護師オリビアから一階のトリアージ改善策を聞く。いい案ではあったのだが、少し独りよがりなところを感じ、現地スタッフと病院のスタッフの意見をもう少し参考にした方がいいとアドバイスをする。なんとかしなければ、と焦る気持ちはわかるのだが、彼女は到着して数日しか経っておらず、その改善策には人頼みの要素が大きいと思われたからだった。

「これだけ大きな病院で、飽和状態になっている状況では、人間の常識とか忍耐に頼るよりも、構造的に改修して、人の動きをそれに合わせるように仕向けた方が現実的だと思うよ。人の動きを変えるっていうのは、性格や気質を変えようとするようなものだから骨が折れるし、時間と労力がいるよ。それなら構造的に改修してしまった方が話が早いと思うよ」と説明した。

助産師のエリアナは「産後の胎盤の処分だけでも何とかならないものか……」と相談に来た。「その件は病院長に話して、それ用の処分場をつくることで了解を得たよ。ロジスティックスのクリスにも指示した。穴を掘ることで、トンネルをつくっているんじゃないかとイスラエル側に誤解されかねないと考えていたから」と言い含んだ。

今度は「病院長が、ヨーロピアン・ガザ病院が稼働し始めたから、そこにできるだけ患者を搬送してナセル病院の負担を軽減させたいって言ってるんだけど、どう思う？」とディナが聞いてきた。

「ヨーロピアン・ガザ病院って人道地域外にある病院だよね。そもそも患者と家族はあそこに搬送されることを了承するかなぁ。いずれにせよ、医療の質という観点からアセスメント（評価）をする必要があるね。アセスメントするには安全上の問題があるけど、イスラエル側との必要な交渉と調整はやってみるよ。アセスメントをするって決めたら教えてほしい。とにかく大事なのは必要性の問題だから。患者にとって良いことならやるだけやってみよう。病院長とも話してみるよ。病院の病床数の拡張はＷＨＯと病院長とが話し合っていたことだから。ＷＨＯが仮設の病棟をテントで増設できればかなり改善できるはずだし。医療従事者はいるんだから」と僕は答えた。

するとディナは、「あっそれから、（前任の）ダニエラが言っていたんだけど、また退避要求が病院に対して出された場合どうするかって話だけど……」ともう一つの問題を口にした。「ダニエラから聞いたのは、いざという時のために患者を退避させるよう準備する必要があるからって……」彼女の話はいつも〝……〟で終わる。僕が聞きたいのはその後に続くであろう、〝だから○×〟というところなのだが、なかなかそのような質問にはならない。

「ディナはどう思うの？」という言葉を呑み込んで、「言うのは簡単だけど、新生児集中治療で一八床、小児集中治療で六床、重度栄養失調で六床、最低でも三〇人の患者を避難させる状況を想定しておかなきゃならないっていうことだろう？　避難させるのは患者だけでなく、ICUの医療機器、ブラッドバンク（保存血液の貯蔵庫）、滅菌施設、酸素濃縮器は欠かせないから、それらを移動させるのは現実的じゃないね。それを踏まえて現実的な対策を考えないと……。まずは病院長が本当のところ何を考えているのかを確認する必要があるね」と言うと、彼女は、とりあえず問題はケンにも共有した、と安心しているかのようだった。

その数週間後、病院長の考えを知るところになった。

医療体制の崩壊

新型コロナウイルスの風が吹き荒れた二〇二〇年頃から〝医療体制の崩壊〟という表現を見聞きすることが多くなった。では何をもって医療体制が崩壊しているのかと言えば、具体的な定義があるわけではない。〝医療体制の崩壊〟は、なんとなくわかった気になってしまう表現だ。

そういった前置きの上で、現在のガザ地区の医療体制を表現してみると、先ほど述べたように〝医療体制はほぼ崩壊している〟と言える。三六あった病院のうち機能しているのは一七のみで、しかも機能している病院の多くは部分的にしか機能していない。また基礎診療を行う多くの診療所も閉鎖を余儀なくされている。

ここでは〝基礎診療所〟という表現をしたが、現地ではＰＨＣＣ（Primary Healthcare Center）と呼ばれており、日本でいう診療所とは厳密な定義においては一致していない。大まかにいえば、地域レベルでの日常生活を支える健康相談、健康管理、疾病予防や頻度の高い一般的な傷病の治療など、住民に密着した保健医療サービスを提供する医療施設だ。より具体的に言えば、家族計画を含む母子保健ケア、主要な感染症に対する予防接種、風土病の予防・対策、そしてよくある疾患と外傷の適切な治療、必須医薬品の供給をする。

人口二二〇万人のうち九〇％の人びとが避難を余儀なくされ、機能している病院のある人道地域に集中している。人道地域であっても空爆は継続されており、爆発による負傷者数は平常時以上のレベルにある。治安の悪化により、武器を用いた家族間同士の抗争も増え、負傷者も増える。専門的な治療や持続的な治療を求めている患者総数に対して病院の病床数はあまりにも足りない。別の病院に医療搬送しようにも、そもそも病院数が半減しているため限界がある。

本来診療所に行くべきはずの多くの人びとが中核病院に殺到し、適切な優先順位付けが不十分なため、今日命の危険に晒されている患者があと回しになることもある。加えて医薬品・器具供給が滞り、仮に人材とベッドがあっても治療できないという事態に直面する。

ＭＳＦでも基礎診療のための診療所をさらに増やそうとしてはいるが、医薬品がないために開設を遅らせざるを得ない。衛生用品、器具も不足し、石鹸さえ十分に補充されなければ、患者の感染リスクを大幅に上昇させる。スペアパーツの不足からバックアップのない自家発電態勢を余儀なくされ、太陽光エネルギーという代替があっても、中核病院規模のエネルギー消費を賄うにはあまりにも心もとない。医療機器へのエネルギー供給、地下水をくみ上げるモーターを動かすためのエネルギー供給が滞れば、病院と患者のライフラインは止まる。

総じて、ガザ地区の〝医療体制はほぼ崩壊している〟のだ。

基礎診療所――アル・マワシ診療所、アル・アッタール診療所

紛争地での医療活動と言えば、救急医療、とりわけ軽度の傷病ではなくて、手術や入院治療をも必要とする重篤患者に対する医療や、より専門的な治療が必要とされる医療活動を想像するかもしれない。

しかし、前述の通り、医療体制がほぼ崩壊しているような状況では、基礎診療所を強化することは、医療体制の崩壊を食い止めるのに大きな意味を持つのだ。先に述べた基礎診療所で対応するべき患者、すなわち、地域で頻度の高い、よくある一般的な傷病の治療を必要とする患者、軽度の外傷を負った患者、慢性疾患の薬を必要とする患者、すべてが地域の数少ない中核

病院に殺到した場合を想像してみれば、基礎診療所を強化する価値は明らかだろう。それゆえにMSFでは、ガザで合計八つの診療所を直接運営したり、間接的にサポートしたりしていた。

これらの診療所では、一つの診療所で一日五〇〇件以上もの診察を行っていた。診療所によって人員体制に差はあるが、だいたい医師一人当たり一〇〇件ほどの診療をこなさなければならない状況だった。まるで大量生産の工場みたいなものだ。診療時間は八時から一四時までの六時間だから、患者一人当たり数分しかかけられない。

たとえば大規模な自然災害が起きた直後であれば、仕方がなく、救命医療以外のニーズに対して低優先順位を付けて妥協することも選択肢となる。しかし、二〇二三年一〇月にガザの危機が始まり、MSFが一一月にガザ入りしてから九カ月経ってもなおこの状況である。どれだけ医療体制がひっ迫しているかおわかりいただけるだろう。

打開策として、MSFは量から質へ重点を置くように方向性を調整し始めた。つまり、一日当たりの診察数を三〇〇件程度に減らし、より緊急性の高いケースに優先順位を与える。一日待てるケースならば、翌日に来てもらうという感じだ。このようなシステムを導入するには、コミュニティの理解と協力が不可欠だった。

そのためにヘルス・プロモーターと呼ばれるスタッフが、大きな役割を果たしていた。彼らの仕事は、患者および現地コミュニティと病院側の架け橋になることだ。

MSFがガザで開設していた診療所が提供していたのは、基本的には基礎診療所の標準的なサービスに、メンタルヘルスのサービスを加えていた。その中の一つ、アル・マワシ診療所では二四時間態勢の救急医療サービスを提供していた。救急医療といっても軽度かつ緊急性が低く、入院治療の必要のない患者に対しての、いわゆる一次救急医療サービスである。そして場合によっては、一次救命処置をして、必要であれば手術、入院に対応できる二次救急医療施設への医療搬送を行っていた。それによって致死率を下げることにもなるし、同時に病院の負荷を軽減することにも貢献する。救急と思って来所する患者が、必ずしも病院に行かなければならないほどの救急患者であるとは限らないからだ。

アル・マワシ診療所でのこのサービスは大きな成果を出していた。そこで、もう一つのアル・アッタール診療所においても同様のサービスを始める決定をした。そして、僕たちはその周辺の住民の長、ムフタール（mukhtar：アラビア語で選ばれし者の意）と会合の場を設ける準備を始めた。

診療所を開設してすでに二カ月経っていたから、診療所の存在は、周辺住民にはよく知られていた。だが二四時間の救急となると、安全管理を昼間以上に厳しくしなければならなかった。実際、数週間前には診療所と併設した給水所で、順番をめぐって二人の男が口論し、それが家族間の抗争に発展し、それぞれの家族が武器を持ち出したという出来事もあったし、それが夜間であれば、有事の時の連絡態勢や対応策等を準備しておく必要があった。なによりも大事なのは、そういったトラブルを未然に防ぐことで、そのためにはMSFという団体と、活動に対する現地コミュニティの理解と認知が必要になるのだ。

実は、このような事件が起こる可能性があるということは、給水所を診療所に併設するアイデアを出した時から想定内だった。だからこそ、併設の前に周辺のコミュニティのムフタールに話をし、仮に水を求めて争いになった場合は、即座に給水を停止するとの事前了解を得ていた。そういった事前合意のもとに、僕が給水を一時的に止めるよう指示し、コミュニティの長であるムフタールに問題の解決を迫ったのだ。かくして、それぞれのコミュニティを代表するムフタール間の調停により、両家族は矛《ほこ》を収めた。給水を一時停止するという判断を、事前の地ならしをした上でするのと、地ならしをしないでするのとでは、想定されるリスクレベルが違うのだ。

社会構造とコミュニティ

ＭＳＦが現場での医療活動をするにあたって最も大切なことの一つとして捉えているのは、現地コミュニティとの対話であり、活動地の社会を理解することである。僕たちの援助活動が、現地社会の医療ニーズに基づくべきものであるのは言うまでもない。また、ＭＳＦが最も憂慮するのは、医療へのアクセスのない人びとである。

現地のコミュニティから求められる医療ニーズの背景には、地理的、経済的、政治的などの理由が考えられる。さらに、いろいろな利害が絡んでいることもあり、ＭＳＦの提供できると考える援助が、現地社会の仕組みを混乱させたり、壊してしまう可能性さえある。

ＭＳＦが医療援助活動をするにあたって、現地社会から受け入れられることは最低条件である。だが、〝受け入れられる〟とは、現地コミュニティが求めるものを、そのまま鵜呑《うの》みにすることではない。ＭＳＦの原則、つまり独立性、中立性、医療の公平性、そして医療判断と活動を妨げないといった原則を十分に説明し、理解、納得してもらって初めて成立する。患者や親族が、さまざまな理由で医療判断に異を唱え、時には医療従事者に脅威を及ぼそうとすることもある。そのような事態に対応するのも責任者の役目である。

それに加え、現地社会の紛争解決メカニズムを理解することは、利害が複雑に絡み合う紛争地域での活動には欠かせないものだ。ＭＳＦが、世界中の活動地で武装をせず、継続性を持って活動し続けているのは、ＭＳＦが常に現地コミュニティとの対話を確保しながら、現地社会を理解する絶え間ない努力をしているからだと言える。

僕がガザに入る前に、ガザの社会構造について聞きかじったことは、せいぜい家父長制が色濃い文化という程度だった。しかし、実際にガザに入り、現地スタッフを含むガザの人びととの対話を通して得た現地コミュニティについての理解は、活動を行う上で大いに役立った。さらに、いくつかの文献を読み、現場での一つひとつの出来事を照らし合わせてみると、ガザという社会に対する見方がより多面的になった。いくつかのレポートやメディアの記事などに目を通すと、細部においては異なる分析や見方があるものの、以下に述べる点については概ね共通して理解されているようだ。

氏族

第一に共通しているのは、時代、統治者は変わっても、オスマン帝国時代から今般のイスラエルとハマスの紛争に至るまで、〝氏族〟という要素が社会構造の基盤の一つとして根付いてきたということだ。

氏族とは〝共通の男系の祖先と血縁でつながっている集団〟というのが基本的な理解で、小さな氏族は通常数十人から数百人の男性メンバーで構成されるが、非常に大きな氏族になると、一〇〇〇人の男性メンバーがいることもある。しかし実際は、土地を奪われたり、離散したことで、一族を包含する境界線が流動的になっていると言われている。

たとえば難民キャンプでは、実際の家族の絆よりもむしろ、出身村に基づいた氏族のアイデンティティや絆が再構築されることが知られている。分散したり、疎外されたりした氏族出身の個々の世帯や家族は、より強力な地元の氏族に取り入ろうとすることが多い。そして、それに従って家系図を調整するという。[*22]

*22 Robinson, Glenn E, "Palestinian Tribes, Clans, and Notable Families; Strategic Insights, v.7 issue4 (September 2008). https://core.ac.uk/download/pdf/36704726.pdf

ムフタール

ムフタールの存在は、僕がトルコ、シリア、イラク、イエメン、スーダン、リビアなどで活動をしていた時によく耳にし、必要に応じて接触することがあった。土地によって、ムフタールの役割と共同体における位置づけには違いがあり、一言で断定的に定義づけることはできないが、共同体の長の役割を担っているのは共通しているようだ。

ガザの社会において、ムフタールの役割や社会的な影響力は、氏族と同じように、時代ごとに変化していたようだ。だが、社会構造において無視できない存在であるということは間違いないだろう。パレスチナ自治政府のもとでは、ムフタールは当局に承認された共同体の代理人として、自治政府の決めた制度に組み込まれた。そのため、共同体における影響力は弱められたという見方もある。ハマスは、統治、制度におけるムフタールの役割について、再構築をしようとしていたという。

僕はガザにいた時に、トラブルや抗争の問題解決メカニズムにおいて、ムフタールが重要な役割を担っていることがよく理解できた。

時の統治者との関わり

氏族にとっては、最優先されるべきものは一族の利である。イデオロギーでもなければ、政党結社といった政治活動でもない。だから、家族、氏族の構成員の中に、ハマスを支持する者もいれば、ファタハを支持する者がいてもおかしくはない。しかし、矛盾しているようだが、一族の総和として利になると判断すれば、一族をあげてある政党を支援することもあり得るということには注意しなければならない。

二〇二四年三月のオンライン記事に、氏族とムフタールについて書かれた興味深いものがあった。今般の紛争が終結したあと、誰がハマスにとって代わってガザの民事に従事し、法と秩序を維持するのかというのがテーマだった。イスラエルがムフタールの採用を検討しているが、ガザの最高部族委員会の議長は否定的だという。部族と氏族には、統治のための組織になるという意思はなく、やってはいけないことだ、という立場をとっているからだ。彼らの行うべきは統治したり管理することではなく、良好な社会的つながりを維持し、氏族の構成員を守ることだという。[*23]

ムフタールとの会合

さて、アル・アッタール診療所での救急サービスの開始準備は予定通り進み、残すはムフタ

＊23 Aya Batrawy, Daniel Estrin. "People in Gaza are starving to death.5 things to know about efforts to feed them", March 20, 2024. https://www.npr.org/2024/03/20/1239396713/gaza-famine-hunger-food-aid-israel-hamas-war

ールとの会合だった。僕はカリームと、ヘルス・プロモーター・チームのサーミーに、周辺のコミュニティのムフタールとの会合をセッティングするように頼んだ。

サーミーが、会合をセッティングしたので参加者のリストをメールで送りました、というので確認すると、そこには三〇人の名前が書かれていた。

「これはいくら何でも多すぎるんじゃないか？　北東のナセル病院まで約一・五キロ、南西のアル・マワシ診療所まで三キロだから、アル・アッタール診療所がカバーする地域はせいぜい半径一～二キロの地域だろう。その中に三〇もの氏族がいるのかなぁ」と聞くと、サーミーは、

「このあたりは、ハーン・ユニスの西側にあって、人びとが避難してくる前は、政府所有の公有地で空き地だったところなんです。だから、アル・アッタール診療所に通うと思われる、特に海岸方面の西側の地域に住んでいる人たちの多くが避難民なんです。ラファからが多いけれど、それ以外の場所からも来ているんです。だから氏族が多いのかもしれないんじゃないかな」

と説明した。

なるほど、確かにこの地域はテントが密集していて、ほとんどの空間がテントで埋められていた。それにしても、限られた時間の中で一つの結論を出すには、三〇人の出席者というのはいささか多すぎる。

僕は「状況はわかったけど、まとまった話をして、まとまった結論を導きだすには三〇人は多い。こちらの求めるものは、このＭＳＦが設置した診療所はコミュニティの利になるもので

あるという意識を持ってもらうこと、そして安全についてもそれなりの当事者意識を持ってもらうことなんだ。仮にコミュニティ同士の争いがあって、そのためにＭＳＦが診療所の閉鎖を決断した場合、コミュニティのすべての人びとが診療所から受けられる恩恵を失ってしまうということを理解してほしい。だから、本当に影響力を持っている人物に、責任を持ってもらうことが大事なんだ。氏族といっても血縁関係という観点で、三〇人をせめて一〇人くらいにすることはできないか」と聞いてみた。カリームも頷いていた。

サーミーは、「わかりました。先方に話してみます」と答え、再調整を行った。その結果、最終的には一三人の代表者と会合することになった。実際、ふたを開けてみたらムフタールだけでなく、ＵＮＲＷＡ（国連パレスチナ難民救済事業機関）の地区調整役や、地域女性グループの代表者も来ていた。それはそれでＭＳＦとしては歓迎すべき参加者だった。というのも、人間が健康にかかわることについて追及し、探索するにあたり取る手段や行動は、その土地によって異なるし、個人の持つ特質、特性によっても異なるからだ。男系家父長制度社会だからといって、男性からだけの情報に依存していると、共同体の医療ニーズを把握するには不十分なのだ。それゆえに、ガザに限らずどこのＭＳＦの活動現場でも、女性グループから話を聞くことは、非常に大切なことなのである。

ＭＳＦからは医療チームのアルベルトの後任・アナ、ミッシェロの後任看護師グレース、そしてジャミーラ、カリーム、サーミーとアル・アッタール診療所の看護師のハーレドと僕の七人が参加した。

予想していた通り、お互いの意見交換や質疑応答をしている間はスムーズにことが進んだのだが、ひとたび結論を導き出す段階になると一つの意見に集約させるのは容易ではなかった。

一一人のムフタールの中からＭＳＦの代表者である僕とコミュニケーションをとる相手を選出して欲しいとお願いすると、それは単なる連絡窓口という意味なのか、話を取りまとめる座長のような役割なのかと、一一人がそれぞれの意見を言い始めた。

「わしは自分の家族についてては責任を持つぞ」「わしもだ」そうだそうだと他の者たちも続く。

「いや、それでは僕が皆さん一人ひとりと連絡をとらなきゃならないんです。急を要する時にそんな時間はありませんよ」

「それならハーレドがいるじゃないか。彼はいつも診療所にいるんだろ？」

「コミュニティの問題はコミュニティ同士で解決して欲しいんです」

「まぁまぁ、大丈夫、大丈夫、何とかなるでしょ」

「いや、だめです。何とかならないんです。この前みたいに武器とか持ち出すんですから」

「それならＭＳＦが門番を増やしたらどうだ？」

「この診療所はあなたたちのものでもあるってことをわかってもらえますか？」

「なら武装自警団を配置しよう」

「ダメなんです。診療所は命を救う場所で、生命をとるところではないんです」

「今日はこれくらいで……相談して後日連絡するってことで……」

「つまり、責任はとれないってことですね」

「そんなことは言ってない」

こんなやりとりが続いたが、三〇分間ほど費やしたのち一人が選出された。それぞれが氏族を代表しているのだからそのような反応も理解はできたが、MSFとしては危機的な出来事があった時に責任感を持って迅速に対応してくれる人が必要だった。

僕はあえて「女性グループからは何かありませんか？」と意見を求めた。すると、「私は医師です。MSFの活動に感銘しています。特に母子保健と予防接種については感謝しています。もっと診療所を増やすことはできませんか？」とはっきりとした口調で質問してきた。

僕は、「診療所の大切さは十分承知していて、それを増やすことができれば病院の負担も減らすことができるので望むところなんです。ただ、MSFとしてもスタッフや設営の資材は何とかなるんですが、医薬品が足りないという切実な問題があります。次の物資が搬入できれば、もう一つ診療所を増やすことはできるかもしれません」と答えた。

会は終わり、各々が席を立ち、三々五々挨拶をし、雑談をした。その中で、繰り返し繰り返し、自分の足を見せてMSFに感謝を述べるムフタールがいた。「空爆でこの足を負傷して、ナセル病院で手術してもらったんだ。それで足を切らずにすんだ。この恩は生涯忘れない。本当に本当に心から感謝しています」

そのムフタールはなかなか診療所から去ろうとしなかった。

悪化する治安

先にも述べたが、給水所での氏族間抗争やアッラシッド海岸通りで日常的に見かける個人間の言い争いや喧嘩などから、治安が悪化してきているのではないか、というサインを見て取ることができた。スタッフを送迎するバスを駐車していたところ、バッテリーが盗まれたこともあった。ガザ地区の治安を担っていたハマスの軍事組織がイスラエル軍の攻撃対象となり、街から警察が姿を消した（というよりも、治安従事者が攻撃対象になることを恐れ制服を脱いだ、といった方が正確かもしれない）今、住民は自分たちで家族を守る以外に術はなかった。僕たちＭＳＦにとってムフタールの存在は欠かせなかった。

慢性的な紛争や戦争は、もともとあったトラブルや紛争解決のメカニズムを崩壊させる。イエメンは部族社会としてよく知られているが、その鍵を握っていたのはシェイクと呼ばれる部族長だった。彼らに必要とされたのは武力ではなく、何よりも人間としての深さだ。人の話に分け隔てなく耳を傾け、多方面から物事をみてバランスをとった判断をする。共同体の長としての〝賢さ〟が最も必要とされた。共同体の構成員はシェイクを尊敬し、彼らが出した結論は〝最後の言葉〟として、仮に不満が自分の中に残っていても従った。しかし、二〇一五年以来の内戦によりそのメカニズムは崩れたと言ってもよい。若いギャングが何者かに金で雇われ、暴力によりシェイクを暗殺するような世界になってしまった。

イスラエル建国後の歴史を振り返ると、ガザの治安の悪化は、イスラエルとの衝突と無関係ではない。二〇〇〇年の第二次インティファーダの際、パレスチナの警察官や治安要員は、もともとパレスチナ治安当局が管理していた武器を持ち帰り個々で管理するように命じられ、それが氏族の武器資産となり、氏族は民兵へと変貌していったという見方もある。その結果、高い犯罪発生率を記録し、学校の教師たちは、生徒たちが授業に銃を持ち込むのを止められなかったと報告されている。[*24]

今のガザ地区におけるムフタールは共同体としての秩序を守る最後の砦かもしれない。あるスタッフはムフタールを〝黒いものを扱える人〟と言い表した。誤解のないようにはっきりさせておくと、これはムフタール自身が黒いものに手を染めることを意味してはいない。しかし、黒いものに手を染めるかもしれない〝家族〟はムフタールの下に存在するということを忘れてはいけない。

＊24 Dag Tuastad, "Hamas and the clans : from Islamisation of tribalism to tribalization of Islamism?" Third World Thematics: A TWQ Journal, Volume 6, 2021-Issue1-3: Rabel governance and kinship growps in the Middle East and Africa. https://www.doi.org/10.1080/23802014.2022.2135759

＊25 Pro.Dror Zéevi, "Clans and Militias in Palestinian Politics", Crown Center for Middle East Studies, Brandeis University. https://www.brandeis.edu/crown/publications/middle-east-briefs/pdfs/1-100/meb26.pdf

アメリカブランダイズ大学のリポートでは、ガザの社会における〝家族〟と〝氏族〟とその役割について次のように述べている。[*25]

氏族の社会とのかかわり方は、ある氏族は、ガザ地区への物資の搬入や密輸にかかわっていたり、また別の氏族は、店子や農場を持って自治体の役割を担っていたりと、それぞれ異なるようだ。また脆弱な法治の社会においては調停者や守護者としての役割も担っており、強い氏族は嫌がらせや攻撃から身を守ってくれる存在でもあって、犯罪者は、強力な氏族に属する家や関係する商店を襲ったりする前に、よく考えるようになるという。

イスラエルとの紛争は治安を悪化させるだけでなく、社会構造さえ変えてしまう。それが繰り返されてきたのだ。

第四章
イスラエル軍攻勢激化の二週間

アル・アクサー病院の患者と医療スタッフ

2024年6月8日朝、イスラエル軍は難民キャンプを含むガザ地区中部の人口密集地を集中爆撃した。MSFは、アル・アクサー病院のスタッフとともに、数百人の重傷患者を治療したが、その多くは女性と子どもだった。病院は大混乱で、2、3日で大量の負傷者が相次いで押し寄せ、状況はさらに悪化したという。

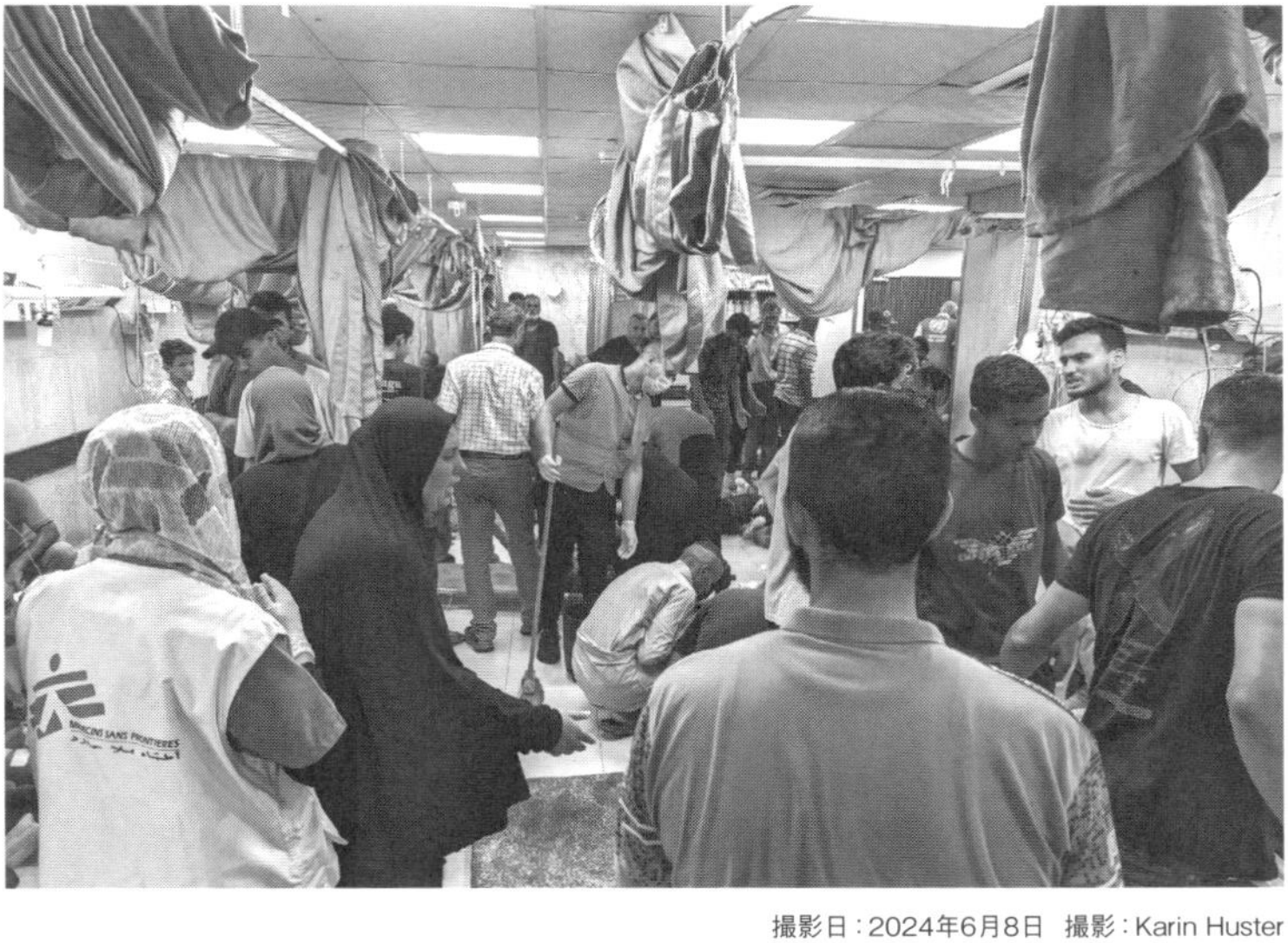

撮影日：2024年6月8日　撮影：Karin Huster

デル・バラへの攻撃

二〇二四年八月二〇日、ラファではハマスに拉致されていたと思われる六人の遺体が回収されたとの発表があった。停戦合意に向けた協議への影響が懸念された。そして二一日、いよいよデル・バラでもイスラエルの軍事攻勢が強まり、サラハッディーン通りから四〇〇メートルほど西側に入ったところまでの二つのブロックに退避要求が出された。MSFの倉庫は、そこから四〇〇メートルほど西側に離れたブロックにあった。また、アル・ヘケル診療所までも、直線距離にして四〇〇メートルほどだった。

イスラエル軍が、自身の発表通りに軍事行動をとると仮定すれば、僕たちの倉庫のある場所は攻撃対象区域から四〇〇メートル離れている。しかし、過去の経験からそれを到底信じることはできなかったし、ボタンのかけ間違えだってあり得た。それに、仮に軍が特定地区外に攻撃をかけても、それが意図的であろうがなかろうが、いかようにも言い訳をして自分たちの行為の正当性を主張するのは常とう手段だ。たとえば、「残念ながら悲劇は起こった。被害者を出したことは残念なことです。被害を出さないための事前通知だったのですが、深刻には捉えられなかったことも残念です。これからはこのような悲劇が起きないようにお互い気をつけましょう」といったような声明だ。

午後、ベルギーチームの責任者ラファエロから連絡が入る。「今、ケンのところのアル・ヘケル診療所の活動はどうしてる？　デル・バラの状況も悪化してきている。今、ブリュッセルと協議をしていて、いざという時の対応策をシナリオ別につくってる」とのことだった。ベルギーチームの宿舎は退避要求が出たブロックとアル・ヘケル診療所に近い。それだけでなく、退避要求の出たブロックのすぐ北側に隣接するところには、ベルギーチームが支援しているアル・アクサー病院があった。

「僕たちのアル・ヘケル診療所は活動を継続している。倉庫については、医薬品などをすでに搬出して南の倉庫に移送したから、ほぼ空っぽの状態だ。鍵をかけて、門番には倉庫には近寄らないで待機するように、という指示を出してるよ」と僕は答えた。

「実は、その有事の時の対応策なんだけど、場合によっては我々一〇人の海外派遣スタッフも南部の方に一時退避する可能性があるんだ」とラファエロが言ったところで、僕は彼が言わんとしようとしていることを理解し、即答した。

「ラファエロ、ノープロブレムだよ。そりゃ五つ星ホテルのようにはいかないけど、避難する時にはいつでも僕たちの宿舎に来てもらって構わない。確認するまでもないよ」

バーベキューを予定していた八月一六日の状況を踏まえ、イスラエル軍の軍事攻勢がデル・バラでも強まるだろうと思っていた僕は、ロジスティックスのクリスと医療チームのアルベルトに、倉庫の医薬品と発電機を南部のアル・マワシ・ラファの倉庫に移動させるよう指示していた。クリスはすぐに大型のトラックとクレーン車を用意し、二日後には倉庫はほとんど空っぽになっていた。倉庫には鍵をかけ、門番には一時的に倉庫を離れて様子を見るように、と指示していた。

このブロックには十近い国際NGOが宿舎を構えていた。彼らは国連機関と連絡を取り合い情報を収集していたようだったが、ほとんどパニック状態になっていた。そして、退避要求が発せられたその日、すべての団体が南部に退避移動してきた。いくつかの団体は夜露をしのぐ場所がなく、南部の国連宿舎に身を寄せたりしたと聞いた。

病院になだれ込む武装集団

八月二一日水曜日。忙しく、神経を使う一日が始まった。

午前九時、朝から気が抜けない。ブロック36とブロック89の上空からビラが撒かれ、空爆が激しさを増し、戦車の砲弾の音が続けざまに聞こえていた。ナセル病院と三つの診療所（アル・マワシ診療所、アル・アッタール診療所、アル・ヘケル診療所）での活動は継続するが、デル・バラのアル・ヘケル診療所のことが気にかかる。

午前一一時、アル・アッタール周辺で有力氏族同士の抗争が勃発し、負傷者がナセル病院に運び込まれた。間を置かず、遺体を引き取るために武器を持った集団が、病院敷地内になだれ込んできた。病院側が検視の必要があることを理由にすぐには引き渡せないと伝えると、興奮した彼らは産科・小児科病棟の中に押し入ってきた。産科・小児科病棟が遺体安置所のすぐ近くに位置していたからだった。彼らはゲートのドアを破壊し、叫び、不満をぶちまけた。

事務所にいた僕はその情報を受け、病院内のディナに電話をした。「外に出るな。一階には行かず三、四階で待機するように」と状況を説明して電話を切った。

しばらくして、ディナからの電話が鳴る。「今、銃声が聞こえた。私たちは四階の避難部屋にいて大丈夫」ということだった。時を同じくして、せわしく情報収集していたカリームが、「今、ディナが聞いた銃声は、他の武装グループが病院の敷地内に入ってきて空に向けて威嚇射撃をしたものらしいよ」と言った。

「誰だ？　他の武装集団って。敵対していたグループか？　報復にきたのか？」と矢継ぎ早に聞いた。

「いや、抗争の当事者じゃない」

「じゃあ、どこのどいつだ？」

「〝政府〟の……」

「〝政府〟？って……」

「〝政府〟だよ」とだけ、お茶を濁すように答えた。というよりも、具体的な名前を言うのをためらっているかのようだった。それで、僕ははっと思い至り、それ以上問い詰めるのをやめた。

紛争が起きている国、地域でＭＳＦが活動する現場というのは、距離的にも、実際に交戦が起きている場所に近いことが少なくない。つまり、紛争当事者が顔を突き合わせているところだ。それは当該地域から離れたところに身を置いて、たとえば電話などの通信手段を使って遠隔で活動するのとはわけが違う。

現場では紛争当事者を含め、すべての当事者にMSFという団体と人道医療援助活動に対する理解を求めるべく、対話を続ける必要がある。とりわけ敵対している、つまり相互信頼が崩れていて、互いに強い猜疑《さいぎ》心を持っているかもしれない紛争当事者に対しては、妥協のない中立性を持って、一抹の誤解も生じさせないように正しいメッセージを送る必要がある。紛争地での活動において、紛争当事者を含めた現地共同体とのコミュニケーション、関わり方というのは非常にデリケートなのだ。

これはMSFのスタッフとしての顔と、現地コミュニティの一員としての顔という、二つの顔を持つ現地スタッフについても同じだ。それゆえに、公の場、特に不特定多数の人びとがいるような場の会話で、特定の固有名詞を口に出すことには注意が必要だ。話している相手が誰なのか、固有名詞を出す必要性があるのかを十分踏まえなければならない。

そういう意味では、何気なく使った言葉を相手がどのように捉えたか、それこそが大事なのであって、自分の意図のあるなしは重要ではない。

たまに、現地の状況を知らない、または自分の専門分野以外には興味のない海外派遣スタッフが、インターネットで読んだ情報を、固有名詞を挙げて公の場で大きな声で話すようなことがあってハラハラさせられる。無邪気と言えば無邪気なのだが、紛争地の大人の世界はそれほど無邪気なものではないのだ。

ガザ地区の僕たちの活動現場においては、現地スタッフが、公の場で特定の武装集団の名前などを口にすることはなかった。それは、固有名詞を使うことが極めてデリケートであることを意味していた。

チームの安全管理に責任を負っている者としては、状況を正確に把握するために、いつ、誰が、何を、どこで、という情報を得る必要がある。だが、逆に言えば、自分の中で正しい理解をしていれば、あえて具体的な固有名詞にこだわる必要はなかった。

「情勢は沈静化したって言っている。病院側が遺体を引き渡して、武器を持った集団は病院の外に出て行ったことが確認できた」とカリームは数分後、報告に来た。僕はディナに電話をかけ、彼女が同じ情報を受けていることを確認して、平常業務に戻った。

その場を一刻も早く離れろ

午後も事務所からは空爆の音がひっきりなしに聞こえたが、活動を継続した。しかし、事務所からの帰り支度をしていた時、それよりも前に事務所から帰路についていたジャミーラからの電話が鳴った。午後五時二五分のことだ。彼女の声は明らかにうわずっていた。「ケン、一〇〇メートルのところまで戦車が来てる。銃口を海に向けてる」

ハーン・ユニスの丘の上に陣取ってブロック36と89に砲弾を放ち続けていた戦車が、ついに西の海岸方面に向かって動き出し、サラハッディーン道路とアッラシッド海岸通りを東西に結ぶアル・ティナ道路を東から西へと侵攻してきた。ちょうど、MSFが手配していたスタッフ向けのバスが海岸通り沿いを南から北へ進み、アル・ティナ道路を通過した時だった。

続けざまに別の車で同じ方向に向かっていたカリームから連絡が入る。「戦車は海岸通りを突っ切ってアル・ティナ道路の延長線上にあるミナ（港の意。そこには桟橋がある）まで行くつもりだ」。僕の二人に対する返事は同じだった。「とにかく車のスピードを上げて、その場を一刻も早く離れろ」。

同時に上空ではドローンがうなり続け、爆発音がひっきりなしに聞こえた。まるですぐそこ、隣接するブロック、事務所から一キロ以内のところで、爆撃が無差別に行われているような、そんな光景を想像した。

まだ事務所に残っていたスタッフは、明日どうしたらよいのかと聞きに来る。だが、僕に言えるのは「今の状況ならば活動を継続する。しかし明日はわからない。十分な情報収集と分析、そして〝状況を読み〟、ぎりぎりの判断をすることが必要だ」ということだけだった。「明日のことはわからないよ……」と僕はつぶやいた。

宿舎に着いたのは午後六時を過ぎていた。僕よりも前に宿舎に戻っていたチームを早々に呼び寄せ、セキュリティのブリーフィングを行った。「明日の活動を継続するかどうかは、明日の朝七時までに決定する」と結んでブリーフィングを終え、その旨をカリームに伝えた。

「今晩の状況を明日の朝六時に報告してほしい。そして、朝の六時の時点での最新状況を踏まえて活動を継続するかどうか決定しよう。朝六時の決定だと送迎バスも遅らせなければならないし、何人かのスタッフはバスに乗り遅れるかもしれない。だから病院や診療所に着くのが遅くなるかもしれないけれど、仕方がない。早朝申し訳ないが、頼む」と言うと、カリームは「わかりました。理にかなってます」とだけ言って電話を切った。

国際人道支援団体宿舎集中地域への退避要求

先述したように八月二一日、イスラエル軍は、OCHA（国連人道問題調整事務所）、WFP（国連世界食糧計画）をはじめとする国連機関と国際人道支援団体の宿舎が集中し、中核病院アル・アクサー病院のあるブロックに隣接するブロックに退避要求を出した。

八月一六日南部ハーン・ユニス地区のブロック36と89の北側半分に退避要求が出てからの一週間の軍事攻勢は非常に激しいもので、民間人の死傷者を出し、二一日にはついに戦車が動き出し、海岸線まで一〇〇メートルのところまで侵攻、イギリスの医療援助団体の宿舎が砲撃を受けた。彼らはほんの数日前にその宿舎から病院に退避し、病院で寝泊まりしていたことで難を逃れたということだった。

もしかしたらイスラエル軍としてはその医療援助団体の退避を確認した上で砲撃を加えたの

かもしれないが、本当のところはわかっていない。

二三日には、ようやく戦車がサラハッディーン道路をまたいで西側から東側へ後退したことが確認された。ハーン・ユニスの住民は同地域における限定的な軍事作戦は終了したのだろうと理解した。二四日、破壊し尽くされたブロック36に当局者とジャーナリストが入った。約五〇〇体の遺体が回収されたという。

他方、デル・バラでは依然として、戦車による攻撃と、ドローン、戦闘機からの空爆が続いていた。僕たちのアル・ヘケル診療所近辺では距離にして二〇〇メートル東方にある三階建てのビルの最上階がイスラエル軍によって砲撃された。そのビルの一階には三人のMSFの現地スタッフが住んでいた。前日に二階の住人が屋上に上がり、東方のサラハッディーン方向に見える戦車の写真を撮っていたところを狙われたという。

そのまた数日後にはアル・ヘケル診療所から東に二〇〇メートルのところにあった建物がドローン攻撃を受け、南に五〇〇メートルのあたりでは、地元ではよく知られた一族が集まっていたところに空爆を受け、犠牲者が出たとのことだった。

診療所の至近距離での空爆

一時的に医薬品を移動し、ほぼ空っぽになった倉庫周辺では、素性のわからないグループがうろついているという情報が、現地のコミュニティから入ってきた。彼らが何を目的にしているのかは定かではなかった。何があるのか物色していたのか、それ以外の理由があったのかわからなかった。

そのような状況でも、アル・ヘケル診療所は活動を継続していたが、情勢がかなり緊迫してきたので、八月二四日、僕はカリームとともに診療所を訪れることを決めた。今後いかなる事態においても適切な判断をする必要があって、現状を自分の目で確かめなければ本当に危機的な状況になった時に判断に時間がかかると考えたからだ。

「なんで来たんですかぁ!?」と聡明そうな大きな目をさらに大きく見開いて驚いたのは、看護師のアイーシャだった。非難しているというか、幾分あきれたかのようなニュアンスも感じられた。彼女は再び、「なぜ、こんなに情勢が緊迫している時に来たんですかっ！」と繰り返した。ちょっとこちらが叱られているような雰囲気だった。

「情勢が緊迫してるから来たんじゃないか」というと、うっと返答に窮した様子だったが、「状況はどう？」と聞くと、彼女は冷静かつ端的に説明してくれた。「今朝もドローンによる空爆が近くであったんです。待合場所にいた患者さんと付添人には診療所内に入るように促して、落ち着かせて……それ以降は特になにもありません」

通常、安全管理に関わることには、ロジスティックス担当が従事することが多い。だがアル・ヘケル診療所においては、僕はカリームと相談した上で、あえて看護師のアイーシャにその役割を頼んだ。純粋に、他の誰よりも彼女が適任であると判断したからだったが、その判断は正しかった。彼女はＭＳＦで働き始めてから数カ月だが、何をすればよいのか、何を想定して何を準備すべきなのか、こちらが一説明すれば、一〇理解した。

そして、何よりもありがたかったのは、彼女自身が僕の目と耳となって支えるという姿勢、意識と気概を常に持っていたことだった。一時避難時のための準備など、自ら率先して行動していた。

一二時半、サラハッディーンの方角から大きな爆発音が続けざまに聞こえた。アイーシャは、「ケン、早く事務所へ戻った方がいいです」と心配そうに言った。自分のことではなく、僕たちのことを心配しているのは明らかだった。その後一三時に、新たな退避要求が北東地域ブロック１２５、１２６、２２３１、２２３２に出される。僕らはせかされるように車に乗り込み、南に走らせた。運転手のオマルは寡黙だが信頼できる。ガザ地区の道という道、小さな道や地図に載っていない道さえも熟知している。実家はガザ市で裁縫機械を扱って生計を立てていたというが、三週間前に父親を亡くしていた。それが軍事攻撃によるものかどうかはわからなかった。

少女とビスケット、そして希望としての子どもたち

事務所から宿舎への帰路、アッラシッド海岸通りは、いつものように、いやそれ以上に、人びとやロバや荷馬車でバケツをひっくり返したようになっていた。退避要求が出た地区から避

難してくる人びと、車両も多く、通りは一層過密になっていた。僕が乗った車も数メートル進んでは止まり、また数メートル進んでは止まり、といった状況だった。

僕はぼんやりと車中から外の光景を眺めていた。一〇歳くらいだろうか、ピンク色のパジャマのような服を着て、腰よりも少し上のところまで伸びた髪を一つに束ね、すらっと背筋を伸ばした少女が、前方から歩いてくるのが目に入った。少女はある店の前で立ち止まり、店頭に並べてあった小さなビスケットの詰まったプラスチックの容器を眺めた。束の間、心の中で自分と相談したのだろうか、商品に手を伸ばすことなく再び歩を進める。やがて彼女は僕たちの車のすぐ手前まで来たところで立ち止まり、右の手の平をひろげ、その中にあるコインを何度も数えては、また自分と相談しているかのようだった。そして、意を決したように身を翻すと、店に戻って行った。一枚の紙を円錐形に丸めてさかさまにした入れ物に、いくらかのビスケットを入れてもらって何枚かのコインを渡すと、大事そうにそれを握りながら、僕たちの進行方向とは逆の方向へ去って行った。

僕は、手首を切り落とされたという子どもの話を思い出していた。スタッフが話したあの話が事実なのかを確かめたいという衝動にかられた。しかし、それを知ってどうするのかという問いに対する答えを僕は持ち合わせていなかった。

ゴミを集める子どもたち、水を売る子どもたち、乗り合いロバ車をあやつる子どもたち、足を失った子どもたち、親を失った子どもたち……。彼らは生きていかなければいけない。彼らを憐《あわれ》みの犠牲者と捉えるだけでは何も変わらないし、そんなことは彼らが望んでいることではないはずだと、自分を諌《いさ》める。彼らは希望であるべきだと。二〇年もしないうちに、彼らは大人になる。この状況が続いていれば戦闘員にもなるかもしれない。子どもたちの将来に対する責任は、僕たち大人にある。

夕方六時、僕が毎夕のセキュリティ・ブリーフィングを海外派遣スタッフにしていると、戦闘機が飛び交う轟音《ごうおん》で遮られた。「ちっ」っと思わず口にしながら頭上を見上げる。しばらくして再び轟音、再度頭上を見上げる。さらに三度目。「どこへの空爆？」と一人が心配そうに問いかける。僕は「いずれわかるよ」とだけ返して、ブリーフィングを続けた。

三〇分後、カリームから連絡が入る。またデル・バラで家族同士の抗争が起きたという。すでに死傷者が出ており、保健省のアル・アクサー病院に運ばれているが、その規模は前例にないほど大きいとのことだった。

中部デル・バラ、アル・アクサー病院のある人道地域内への空爆

南部ハーン・ユニスでは、前日、戦車がサラハッディーン道路の東側にまで後退したことが確認され一段落ついたと思いきや、ことはそれだけでは終わらなかった。今度は、人道地域内のあちらこちらで、空爆が頻繁に起きるようになった。僕たちが毎日何回も行き来しているアッラシッド海岸通りでは、二六日午後三時頃、ＭＳＦのフランスチームの車両の二〇〇メート

ル前方にいた一台の車両に空爆が行われた。僕が宿舎に戻る途中、原型をとどめない丸焦げになった車が通りの脇にクレーンで寄せられていた。

同じ日、中部デル・バラでは、とうとうブロック128の東側の一部に退避要求が突き付けられた。同ブロックにはOCHA、WFPをはじめとする国連機関と国際人道支援団体の宿舎が集中し、中核病院アル・アクサー病院があった。退避要求から間を置くことなく、イスラエル軍による強烈な攻撃が始まった。国連機関と国際人道支援団体のスタッフはその地区から一時的に他の地区へ退避することを決定した。

そういえば停戦に向けた交渉はどうなったのだろう。毎日めまぐるしく変わるイスラエルの軍事攻勢の中で、ガザの人びとはその都度身を守ることに忙しく、停戦に向けた交渉のことなど口にする人もいなくなった。

たしか、八月一五日、一六日にカタール、エジプト、米国そしてイスラエルの代表団がカタールのドーハで協議をし、一八日には米国務長官がイスラエル入りしてイスラエル首相と面談し、一週間の期限を区切って協議を継続するはずだったのだが。

二六日、南部ハーン・ユニスのナセル病院から一〇〇メートルほど南に離れたところで三台の車が空爆にあう。どうやら今度はより南方方面で、軍事攻撃が行われているようだった。そして中部デル・バラではこれまで以上に集中的な軍事攻勢が始まる。それはまさに、一週間前にハーン・ユニスのブロック36と89で起きていた状況と同じだった。

「ハーン・ユニスで起きたのと似たような状況かもしれない。もし同じような状況なら集中的な空爆が続いて、その後は戦車による地上侵攻もあり得る。問題はアル・アクサー病院の状況だ。同じブロック128だが、とりあえずアル・アクサー病院のある場所は退避要求から外されているようだ。ベルギーチームも活動しているけれど、患者の状況が心配だ。医療搬送が必要ならこちらとしても準備しておく必要があるな」と僕たちはチーム内で話していた。

〝音〟

八月二七日、ドローンの音でほとんど眠ることはできなかった。不快。耳栓をすればいいのかもしれないが、責任者としてはさすがにそれはできない。音が聞こえなければ緊急時に対応できないからだ。ドローンのたてるブーン、ブーンという音は止まることを知らない。それ以前もドローンが上空を飛びまわるのは日常のことだったが、今晩は距離感が全く違う。その音はまるで、宿舎の窓ガラスのすぐ横を飛んで、そこから部屋の中を覗いているかのようだ。

「最近のドローンは、猫の鳴き声を出すこともできるっていう話だよ。それで、特定の攻撃目標がいる場所に飛ばして、建物の外から猫の鳴き声を発し、中から覗いた人間を暗殺することもできるって言われてる」と僕たちの宿舎の門番は説明してくれた。イスラエル軍の戦車やヘリコプターや戦闘機を撮影しようとすると、直後にその場所が攻撃されたとも言われた。

猫の鳴き声のドローンの話が本当かどうか僕にはわからなかったが、僕自身が外に出て確認するわけにもいかない。イスラエル軍の狡猾かつ巧みな、それほどまでに高度な軍事技術とテクニックは過小評価できないからだった。

ブーン、ブーンという騒音が夜中に五時間も続く。眠りを妨げるそんな状態が、どれほどストレスがたまるものか想像できるだろう。窓の外から四六時中監視されているようで、銃口を突き付けられているような気分にさえなる。

それに加え、戦闘機の音は、また異なるストレスを僕たちに与える。ゴーとかグァーとかキーンとかそんな音が空一杯に広がる。たまに目視できることもあるが、大抵の場合は音の拡がりからどちらの方向からどちらの方向に、ということはすぐにはわからない。

いずれにせよ、耳をつんざくような音が遠くから近づいて、離れていったあと、攻撃目標の場所次第では爆発音が聞こえる。そんな状況だから、音が近づき、離れていく数秒間、爆発音がするかしないか、精神を集中させ身構えるのだ。遠ければ慌てる必要もないが、近くならいろいろな対応が必要になる。

もし近距離なら次の攻撃に備え、安全な場所に避難しなければいけないし、攻撃の目標となる場所次第では、診療所や病院に大量の負傷者が運び込まれる可能性がある。だから現場にいるスタッフと連絡を取り合い、警戒度を高めなければならない。戦闘機の音が近づき離れていくその数秒間、爆発音を〝待っている〟数秒間は、大きなストレスがかかるのだ。

狂気的な殺戮を止められない国際社会

ハマス戦闘員によるイスラエルへの攻撃、約一〇〇〇人以上を殺害、二百数十人と言われる人質、そしてその後のイスラエル軍の報復攻撃と人質救出作戦。ガザ保健省によれば、八月一六日の時点で四万人以上のパレスチナ人が死亡し、九万二〇〇〇人が負傷し、一万人以上は瓦礫の下に埋もれた状態でいるか、行方不明となっているという。

四万人以上の死者のうち五〇〇〇人が女性、一万人以上が子どもであると言われている。ガザ保健省の情報と数字が事実であれば、明らかに戦闘員ではない多くの人びとが命を落としていることを意味する。二〇二三年の一〇月七日から一年近くが過ぎた。その間にガザの人びとが経験している状況は先に述べた通りである。

パレスチナ問題の根源がどこにあるのか、誰が良くて誰が悪いのか、何が善で何が悪なのか、歴史家でも法律家でも政治家の集まりでもないMSFが言及できることではない。しかし、人道医療援助団体として言えることは、今起きている無差別な殺戮と集団的懲罰は、今すぐにでも止めなければならないということだ。それは今回の武力衝突のきっかけになったハマスによる攻撃も同じだ。どんな正義があろうとも、どれほどの外交努力がなされたとしても、国際社会がこの狂気的な殺戮を一年間も止めることができなかったということは事実だ。

直接的にせよ間接的にせよ、当事者として関わってきた政治家たちは、このような状況を前に恥じるべきだ。なぜなら政治家たちは、人間だからこそ持っている知恵を使って決断し、このような状況を止めることができたはずだと、僕は考えるからだ。

一年という歳月はガザの人びと、人質をとられたイスラエルの家族の人びとにとってあまりにも長すぎる。〝どちらが悪い〟とか〝どちらが先に手を出した〟という主張をする人がいたとしたら、そんな主張は停戦合意のための協議には何の役にも立たないし、無力だということを認識してもらいたい。

〝今日も一日停戦に近づいた……〟

パレスチナ問題の根本を解決するために停戦するわけではなく、停戦するために停戦するのだ。政治家たちにそれができなければ、いったい誰が止められるというのだろう。

また、世の中には、僕に対して「そんなところに行く方が悪い」とか「そんなにひどい、ひどいと言うなら行かなければよい」と言う人たちもいるかもしれない。あながち間違っていないかもしれない。ガザに無差別殺戮を繰り返し、集団的懲罰を行っているイスラエルの政府はもはや理性を失っているのかとさえ、僕も感じるからだ。

継続する軍事攻勢の中で、僕たちは、医療チームリーダーと現地スタッフとともに、今後起こり得るシナリオを想定して活動の戦略を話し合った。さらに悪化するかもしれない事態、停戦合意、戦後というシナリオだ。

停戦合意がなされれば、人道援助活動における多くの障害が緩和され、より多くの人道援助団体もガザ地区に入ってくる可能性が期待される。そうすれば、医療ニーズも変わり、ＭＳＦのアプローチも変わる。紛争が終われば、また別のニーズが出てくるだろう。

しかし、今、目の前で起きている事態は、むなしくも悪化していて、口にする現実に明るいことはほとんどなかった。話し合いに参加した皆のまわりは、悲観的な空気で一杯になっていた。すると一人のスタッフがつぶやいた。「でも、今日は一日停戦に近づいたよね……」。どういうことなのか皆が理解するのには一瞬の間があった。そして別の一人が言った。「そうだよ。そうだよね。確かに、今日は一日停戦に近づいてるよね」

停戦の日がいつの日になるのかわからない。けれども、今日が一日その日に近づいたのは確かだった。

第五章 季節と情勢の移ろい

デル・バラに開設された
小児科仮設病院

MSFはイスラエル軍による医療システムの破壊に対する最後の手段として仮設病院を開設。写真は、2024年8月から9月にかけて開設した仮設病院のうち二番目のもの。

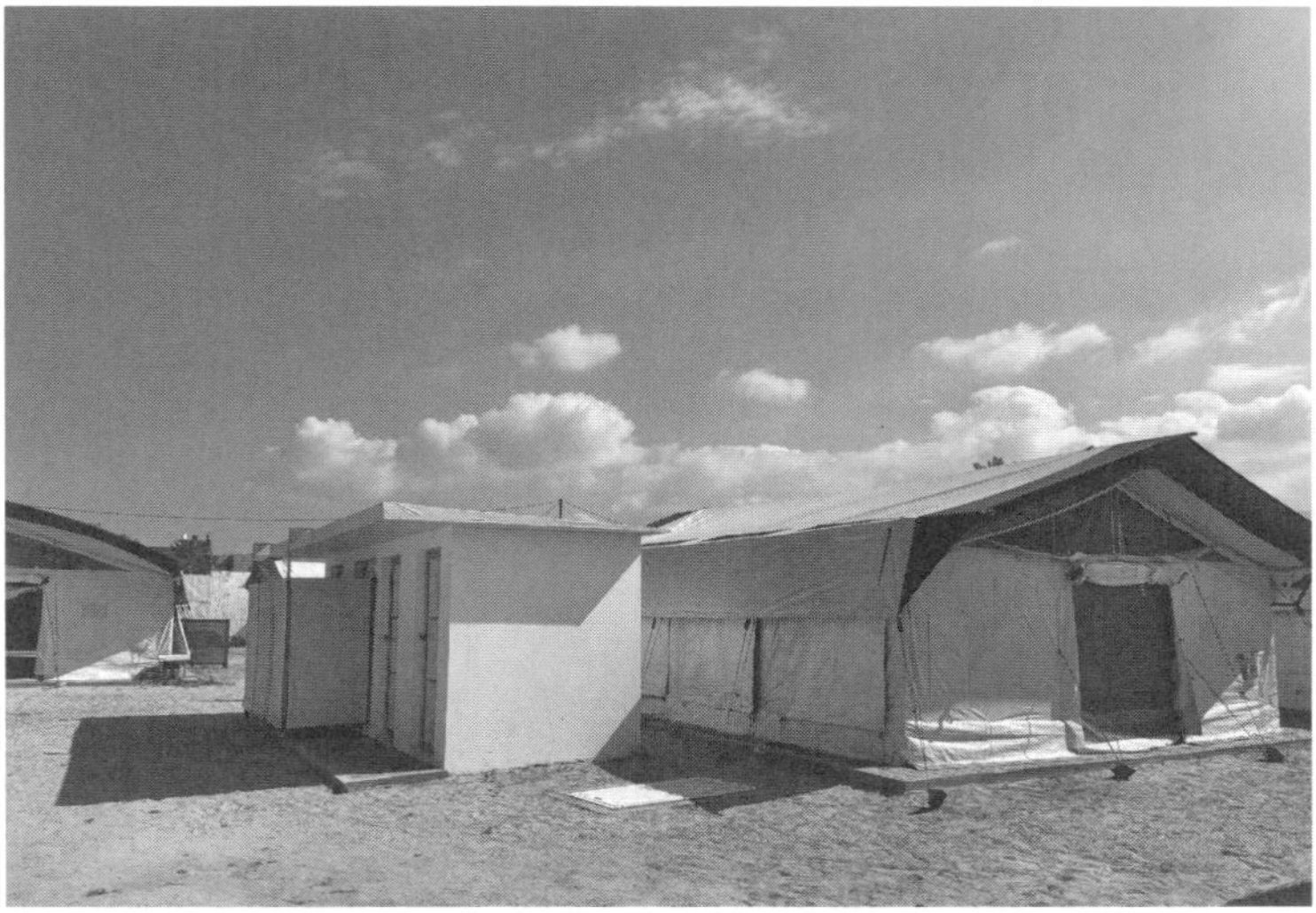

撮影日：2024年10月17日　撮影：Nour Alsaqqa
© MSF

戦時下のポリオ予防接種キャンペーン

二〇二四年八月下旬、季節の移ろいがわずかながら感じられるようになった。日中の気温は三〇度以上にもなり汗ばむけれど、夕方になると地中海に向けて吹く陸風が心地よく火照った肌を冷やしてくれた。戦闘機やドローンの音がなければ潮騒が心を落ち着かせてくれる。

イスラエル軍による軍事攻勢はとどまるところを知らなったが、八月下旬から情勢はいくらかの変化を見せた。

パレスチナは、予防接種率が高いことで知られ、今回の紛争以前は約99%であったと言われていた。それは一九七四年のWHO（世界保健機関）のイニシアチブによって開始された世界規模の予防接種拡大計画に基づいていた。しかし二〇二四年七月一六日、パレスチナのガザ地区内二カ所の排水で六月二三日に採取した六つのサンプルから、変異2型ポリオウイルス（Variant type 2 poliovirus：cVDPV2）が検出された。過去二五年間、ガザ地区においてポリオの発症例は確認されてこなかったが、ポリオの一般的な症状である急性弛緩《しかん》性麻痺（Acute flaccid paralysis）の疑いのある三人の子どもが同地区で報告されるとともに、八月三一日、生後一〇カ月齢の赤ちゃんにポリオの症例が確認された。

パレスチナ保健省は、WHO、UNICEF（国連児童基金）、UNRWA（国連パレスチナ難民救済事業機関）などと協力し、ガザ地区全域の六四万人以上の一〇歳未満の子どもたちに、新規の経口ポリオワクチン2型（Novel oral polio vaccine type2：nOPV2）の接種を実施すべくイスラエル側と交渉に入った。

MSFの支援病院やMSFの診療所も予防接種会場として協力要請されていた。保健省とWHOとの事前会合では、期間、時間、地域、搬入に関するイスラエル側との話し合いについても報告された。当初、パレスチナ側としては北部、中部、南部の一地域当たり、三日間の接種日と、期間内に受けられなかった子どものためのキャッチアップの合計五日間、計一五日の休戦を求めた。結果としては、最初に中部デル・バラにおいて接種日三日間＋キャッチアップ一日の計四日間、その後南部のハーン・ユニスとラファ、それから北部のガザ市で同じくそれぞれ四日間実施する、ということになった。

そして、その間は連日、午前六時から午後三時までを軍事攻勢の休止時間とした。対象は一〇歳未満、目標六〇万人という計画だったが、イスラエルとの交渉、調整はぎりぎりまで続いたようだった。イスラエル側はキャンペーン期間をさらに短くして二日間にしようとしていた。実際の予防接種は九月一日に始まったが、その前日には中部の南側を南部に組み込むようにイスラエル側から指示があったばかりか、サラハッディーン道路の東側の地域は許可しないと言い出した。パレスチナ保健省はその決定を予防接種キャンペーンの初日以降も非難し続け、最終的にイスラエル側は許可した。同じようなことが南部でも起こった。

しかし、同期間中も激しい軍事攻勢は続いた。しかも、それまでは僕たちの活動現場から一

～二キロ圏内の攻勢だったものが、一キロ以内にまで近づいてきていた。キャンペーンが中部で行われている時には南部で、南部で行われている時は中部で、時間を問わず空爆が継続された。また、連日午後三時以降になると地域を問わず軍事活動が続いた。

実際、中部で予防接種が行われている時に、南部では国連車列の最後尾から五〇メートルのところにいた車両が空爆により攻撃され、国連車列とスタッフには被害がなかったものの、攻撃を受けた車は破壊され死者を出した。それとは別に、北部に移動しようとしたWFP（国連世界食糧計画）の車列にイスラエル軍から一〇発の銃弾が撃ち込まれたのだ。[*27]

MSFの診療所と支援病院も予防接種会場になり、多くの子どもたちが予防接種を受けにきたが、僕たちは気が気でなかった。ハマスの中でも制御できない輩《やから》が一矢でも放てば、イスラエル側に再び攻撃を再開する何千もの理由を与えることになるのは間違いなかったからだった。結果的にそのような事態にはならず胸をなでおろしたのは誇張ではない。

とにもかくにも、ポリオ予防接種キャンペーンの第一週目が中部で終わった。スタッフの顔に笑みが宿る。週の終わり、明日は聖なる金曜日。空にはドローンが不快な音をたてて飛び回っていた。

九月中旬、予定通り、第一フェーズは終了した。国連は一〇日、予防接種の支援のためパレスチナ自治区ガザ地区北部に向かっていた国連の車列が、前日の九日にイスラエル軍に足止めされ、職員が八時間近く拘束されたと発表した。次の第二フェーズは一〇月中旬、一カ月の間隔を置いて行われる。結果として、当初の目標六〇万人に対して五六万人への接種を達成した。パレスチナ保健省の決死の覚悟を感じた。

退避要求が出ても病院に残る

「再び退避要求が出た時の対応策はない」

ナセル病院の責任者ははっきりと確固たる口調で言い切った。週一回の定例会議でこの件について問われるたび、検討しているとか、次週には提案するとか、言葉を濁してきた病院側だったが、ここにきてはっきりと病院としての立場を参加者に説明した。

「もう一度退避要求が出ることがあっても我々はここに残る」

MSFの活動縮小という苦い経験については前述した通りだ。二〇二三年一二月以来、イスラエル軍は地域を問わず何度も医療施設に対し退避要求を突き付け、軍事侵攻を行ってきた。一二月からはブロックを区割りして、組織的に退避要求し軍事侵攻を行ってきた。ひとたび退避要求を発出した後は、医療施設への軍事侵攻は交渉の余地もなく、医療施設、医療従事者、患者の安全を保護することもなく進められてきた。

イスラエル軍にとって、そこが病院であれ学校であれ、ガザ地区にいる者すべてがハマス戦

＊27 https://www.bbc.com/japanese/articles/c79wr9j29q0o

闘員と区別されることはない。医療従事者であっても同じことだ。ナセル病院の薬剤部で働くバーセルと医薬品・器具の在庫と不足品についてミーティングをする機会があり、彼は、その身に起こったことを話してくれた。彼は一二月、イスラエル軍がハーン・ユニスでの軍事侵攻を開始した際、病院敷地内で車を止めたところ拘束され、三カ月間拘留されたのちに解放された。本人は拘束理由について、全く身に覚えがなかったという。

二〇二四年七月までにMSFのスタッフと患者は、一四の医療施設を離れざるを得なかった。ルールのない戦争において、医療人道的措置があからさまに無視されてきた。

病院側との会合において、MSFを含めた国際医療団体が、再び退避要求が発出された状況にどう対処するのかということに懸念を持った背景には、そういったイスラエル側の〝人道、医療は最優先事項ではない〟というはっきりとした姿勢と実際の行動があったからだった。

一方、病院側が〝我々はここに残る〟という強い意志と覚悟を示したのは、明らかにこの一週間の間にデル・バラにあるアル・アクサー病院で起きたことを踏まえていたからだろう。そこに一抹の迷いも感じられなかった。

アル・アクサー病院で起きたこと

僕たちがバーベキューの話をしていた一六日以来、中部デル・バラのサラハッディーン道路の東側では激しい軍事攻勢が続いていたが、西側（海側）のブロックには退避要求が出されていなかった。しかし、二五日、とうとうイスラエル軍は道路の西側の地域にも退避要求を出した。そして、二六日一八時を過ぎた頃、「アル・アクサー病院から数百メートルのところで大きな爆発があった」とのメッセージがジャミーラとカリームから入った。彼らはともにデル・バラに住んでいる。カリームによれば、それは前例のない規模で、おそらくかなり重量級の爆弾が使われたのではないかと推察され、その破片はデル・バラの多くの地域にまで届くほどだったそうだ。知り合いにアル・アクサー病院のスタッフがいるジャミーラは「患者もスタッフも病院から退避し始めた」とメッセージを送ってきた。しばらくして、「救急室長がスタッフに退避するように指示した」という噂が流れ、病院は完全にパニックに陥った状況になっているとのことだった。

ソーシャルメディアには、病院内からベッドに横たわった患者を避難させる人びと、右往左往している人びと、怒りをこめて叫ぶ人びとが映されていた。

MSFのベルギーとフランスのチームが仮設病院の設置を決定したのには、そのような背景があった。そして僕たちスペインチームは、緊急事態を想定して有事の際の臨時仮設病院を準備することにしたのである。

イスラエル軍、レバノンのヒズボラをも焦点に

九月に入って、軍事攻勢は中部デル・バラと南部のハーン・ユニスにおいては、より目標を

絞った限定的な空爆となった。ハーン・ユニスでは、人道地域内における空爆も僕たちがいるところからより近い距離で行われるようになってきた。時には数百メートル、ある時は一〇〇メートル以内の近さのこともあった。

一方で、南部ラファの軍事攻勢は日に日に一層激しさを増してきた。僕たちの宿舎とラファのアル・マワシ診療所付近でも空爆が激しくなってきた。さらなる懸念であるイスラエルと南部レバノンのヒズボラとの交戦が、どのようにガザ地区での軍事攻勢に影響を及ぼすのかは、未知数であった。

米国がエジプトとカタールとともに、停戦協議でハマス、イスラエル間の仲介に精を出す一方で、フランスが、イスラエル軍によるレバノンのヒズボラへの軍事作戦を示唆し、これを沈静化させようとする外交を展開していたという。これは六月の時点ですでに未確認情報として報道されていた。しかし、ここにきてそれがいよいよ現実味を帯びてくる気配があった。

ロイター通信の報道によれば、イスラエルのガラント国防相が、同国軍はガザ地区での任務をほぼ完了し、今度はヒズボラが戦闘を続ける北部のレバノンとの国境地帯に焦点を移すことになるとの見解を示したとのことだった。八月三一日、バイデン大統領（当時）は、南部ラファの地下トンネルで人質六人の遺体を収容したことに言及、激しい憤りをあらわにし、代償を払わせると宣言していた。

懸念されたのは、ヒズボラとの交戦に呼応して、ハマス側が再び激しい反転攻勢を企てるのではないか、ということだった。そうなると状況は一層悪化し、停戦への協議など、もはやありえないところへ、行きつくところまで行きついてしまうだろう。

九月三日一〇時五五分、ラファのアル・マワシ診療所周辺にビラが空から降ってきた。それは住民に対する退避要求ではなくて、ハマス戦闘員に対する警告だった。〝我々は見ている。舌には舌を〟という内容で、つまり、目には目を歯には歯をと、殲滅《せんめつ》するまであきらめないというメッセージだった。その後三〇分も経たないうちに、ハーン・ユニスとラファの境にあるアル・シャクーシュ地域では何度も大きな爆発が起きた。

夕刻、僕が宿舎に戻り部屋に入ると、ベッドの枕元に、一枚の紙切れに英語で書かれたメッセージがあり、小さな袋に入ったビスケットが添えられていた。紙には〝Thank you for all that you do for Palestine.〟と書かれていた。宿舎の清掃、洗濯を担当している現地スタッフによるものだった。英語を話さず寡黙だから、僕は普段、彼とそれほど親密に話したことがない。だから彼が、なぜこのタイミングで、どのような思いでメッセージとビスケットを置いたのか思いをめぐらしたが、検討もつかなかった。ただ、彼が言葉に出さなくても、感謝の思いを心に持ち続けてくれていることはわかった。

至近距離での空爆

九月四日、二三時二〇分。ヒューッという空気を割くような音に続いて大きな爆発音と振動。

宿舎の窓ガラスが揺れ、地面からベッドに振動が伝わってきた。

「近い！」同じ部屋で寝ていたアナは飛び起きて、どの方向に足を進めたらよいのかわからずにおろおろしている。

「ケン、みんなに下りてくるように言うんでしょう……？」と独り言なのか、僕に問いかけているのかわからない調子で弱々しくつぶやいている。

僕はベッドに寝た状態のまま「待て、ちょっと待て」と言って彼女をベッドに戻るように促した。ＭＳＦの宿舎の建物が攻撃目標であったなら、すでに攻撃されているし、そうであるなら自分たちにできることはないのだ。そして、僕はすぐに建物の外にいた門番に、建物の中に入るよう促した。

僕は毎日のブリーフィングで、何か突発的なことが起きた時は、とにかく第一に、自分の身が安全であることを確認し、次に可能であれば責任者の僕かカリームに連絡をとる、そして待つ（状況を見極める）、最後に行動に移す、ということを繰り返し伝えてきた。

状況がわからない状態で行動に出るのは非常に危険で、また、パニックに陥るのも危険だからだ。今の自分の身が安全であることを確認したら、とにかく自分の置かれている状況を冷静に判断することが大事なのだ。毎日のブリーフィングで言っていたのは、爆発音が近くで聞こえた時は、窓ガラスから離れて床に身を伏せ、しばらく落ち着いて状況を見極めるということだった。それに従っていれば、上の階の仲間は今、窓ガラスから離れて床に伏せているはずだった。僕は念のため部屋を出て、上に向かって、「窓ガラスから離れて、床に伏せ、指示を待て。階下に下りてくるな。聞こえたか？」と叫んだ。すると「コピー（了解）」という反応が返ってきた。

三〇秒ほど待ったところで、僕は二階、三階の同僚に向かって、階下に下りてくるようにと指示を出した。上階にいた八人は一階に下りてきて床に腰を下ろした。ある者は、何かが光ったのを見たと言い、門番はヘリコプターの音が聞こえたと言ったが、正確な情報を得るのは不可能だった。

僕はカリームに連絡して、宿舎周辺に住むスタッフの安否確認をするように指示をした。それから一〇分程度経った頃だったろうか、外で人びとの声がし、救急車のサイレンが遠くから近づいてくるのが聞こえてきた。空爆があったのは直線距離にしてほぼ一〇〇メートル北東。テントが密集する地域だ。一機の軍用ヘリコプターが二発のミサイルを発射し、一〇名以上の負傷者と四名の死者が出たという情報がソーシャルメディア越しに伝えられ始めた。MSFのスタッフに巻き添えになった者はいなかった。オペレーション・センターやスタッフとのやりとりを終え、再びベッドに横たわったのは午前三時をまわっていた。

熱々のアラブパン

毎日の朝食は、僕たちが活動を始める前の楽しみでもあった。

もともと子ども連れの家族が屋外で楽しめる施設を借り上げたのが僕たちの宿舎だから、敷地内の広場には、いくつかの簡易テーブルやプラスチック製のイスが置いてあった。また、建物にはちょっとした軒があって、その下には丸テーブルと長イスが置かれていた。ここを借り上げた際に、ほんの数十メートルの距離の家に住む大家は、MSFの活動目的などを聞いて「それなら、毎朝朝食を用意して運んできてあげよう」と言ってくれたとのことだった。ほんの数回のことならばご厚意に甘えることはできても、それ以上は互いに無理があるだろうと、お金を払って毎朝朝食を用意してもらうことになったという。豆類、乳類をベースにした簡素な朝食だったから、食材はそれほど値が張らず、調達は難しくなかった。僕がいた頃は、外国産の果物さえ市場に出回っていたが、かなり高額だった。活動を始める前の軒下の朝食は、僕たちの日常となった。

一〇人の海外派遣スタッフも、ひとたび動き出せば、日中は顔を合わせないこともある。だから毎朝の朝食と、夕方のセキュリティ・ブリーフィングは非常に貴重な機会だった。

毎朝六時半くらいには、ひとり、またひとりと軒下に集まり、寝ぼけ眼で朝食が運ばれてくるのを待った。発電機を決まった時間に回して、僕の寝ている部屋にある電気ケトルに水を入れて沸かして持ってくるのは僕の役目だった。それぞれの階で三、四人が一つの部屋を共有して寝ているから、部屋のドアは開けっ放しで、誰でも、いつでも出入りするのが普通だ。一階の僕がいる部屋には、皆が共有する衛星電話や印刷プリンター、その他の事務所用品を保管するような棚もあった。僕が電気ケトルを軒下に持っていくと、それぞれがガザに来る時に持ってきたコーヒーや紅茶を入れて、朝食が運ばれてくるのを待つのだった。

前日九月四日の深夜から始まり、早朝まで続いた空爆。短い睡眠しかとっていない僕たちは皆、重たそうな瞼をしていて、無言だった。僕は「よく眠れた？」と声をかけた。いつもなら、それぞれそれほど眠れなくても、「ええ」とか「まぁ」とか言うものだが、その朝は違った。皆、無言のままお互いを見渡し、思わず噴き出した。「さすがにねぇ……」と誰かが言って皆笑った。僕は六時に受けたカリームからの最新情報をもとに、直近の状況を説明し、その日の活動は可能ということを伝えた。

そこへステンレスの大皿に乗せられた朝食が運ばれてきた。僕たちは声を一つにして、「おーーっ」と感嘆の声を上げ、熱々の丸いアラブパンをちぎりながら「ボナペティ、ボナペティ」と言って食べ始めた。

いつもの定番だが、作り立てのものはなんでも美味《おい》しい。ファラーフェル（ひよこ豆やそら豆をつぶして香辛料とともにまぜ一口大にして揚げたもの）、ホンモス（ひよこ豆、ゴマ、ニンニクなどをつぶしてペースト状にしてレモン汁、オリーブオイルを混ぜたもの）、山羊のチーズ、揚げナスにトマト、そして丸い焼き立てのアラブパンだ。

「う〜ん、ケン、安全対策指針のリスク分析項目の一つとして、このアラブパンを手に取った際のやけどのリスクを入れなきゃね」と看護師のアナが言うと、「それならいざという時はフランスチームのやけど専門病棟に搬送しなきゃね」とディナが言う。他愛のない冗談でも、ひと時でも空爆のことから気を紛らわすにはよい。二〇分間ほどでさっさと朝食を終えると、皆そそくさと身支度をして車に乗り込み、チームはそれぞれの職場へ散らばっていくのだった。

今日もまた一日停戦が遠ざかった

その日、いつの間にか立ち消えになっていた停戦へ向けた交渉についての情報が、思い出したようにソーシャルメディア上に出てきた。

米大統領が提示していた停戦案は三段階からなる。第一段階では六週間の停戦と、イスラエルの人質の一部（女性、高齢者、病人や負傷者を含む）の解放と、パレスチナ人の囚人の一部の釈放だ。イスラエル軍が〝ガザ地区のすべての人口密集地域から撤退し、人道支援を急増させること〟をも含んでいた。

これに対し、イスラエルの対外諜報機関モサドの長官は、停戦プロセスの後期段階での軍撤退を示唆していた。しかし、ネタニヤフ首相は、エジプトとの境界沿いにある緩衝地帯フィラデルフィ回廊からイスラエル軍が撤退することはない、とのスタンスを改めて強調したのだ。

もともとフィラデルフィ回廊にイスラエル軍が駐留し続けることは、ハマスのみならずエジプトも受け入れないものとしていた。先にも述べたかつてのイスラエルの奇襲攻撃のトラウマで、エジプトとしては、それがパレスチナ自治政府治安部隊であろうが、国連軍であろうが問題ないが、イスラエルの軍だけは許容できないのだろう。

だから、ハマスはネタニヤフ首相の決定は停戦合意を妨害する試みだと非難したのだ。数日中に停戦案を提示しようとしていた米国務長官も、提示を延期せざるを得なくなった。

僕のうがった見方では、これは徹底的なガザ地区破壊と対ヒズボラ戦線へのシフトの時間稼ぎのように思えてならない。停戦はさらに遠ざかったのだろう。

九月九日、午前七時三〇分、イスラエル軍は中部デル・バラの人道地域サラハッディーン道路のガザ発電所方面に地上軍と戦車を投入し、アル・ブレイジ難民キャンプに攻撃を加えた。

その前日には、ヨルダンの国境キング・フセイン（アレンビー）橋で、ヨルダン人のトラック運転手がイスラエル軍兵士に発砲、兵士三人が殺害された。運転手はその場で撃たれて死亡した。イスラエル・ヨルダン川西岸とヨルダンの国境が閉鎖されるかもしれないと懸念された。そうなれば、ガザ地区への唯一の検問所ケレム・シャロームにたどり着くこともできなくなってしまう。結果的に一日閉鎖されただけで済んだのは、不幸中の幸いだった。

第六章
停戦交渉、軍事攻勢、人道医療援助活動団体

ハーン・ユニスのアル・マワシの避難民のテント

ガザでは開戦後10カ月経ち、190万人以上が避難生活をしている。イスラエル軍による退避要求のため、人々は狭い地域に押し込められ、生活状況は悪化の一途だ。老朽化したテントは大人数の家族で過密状態で、食料や水、衛生や医療などの必要なサービスもまともに受けられない。トイレに何時間も並び、定期的にシャワーを浴びることもできない。

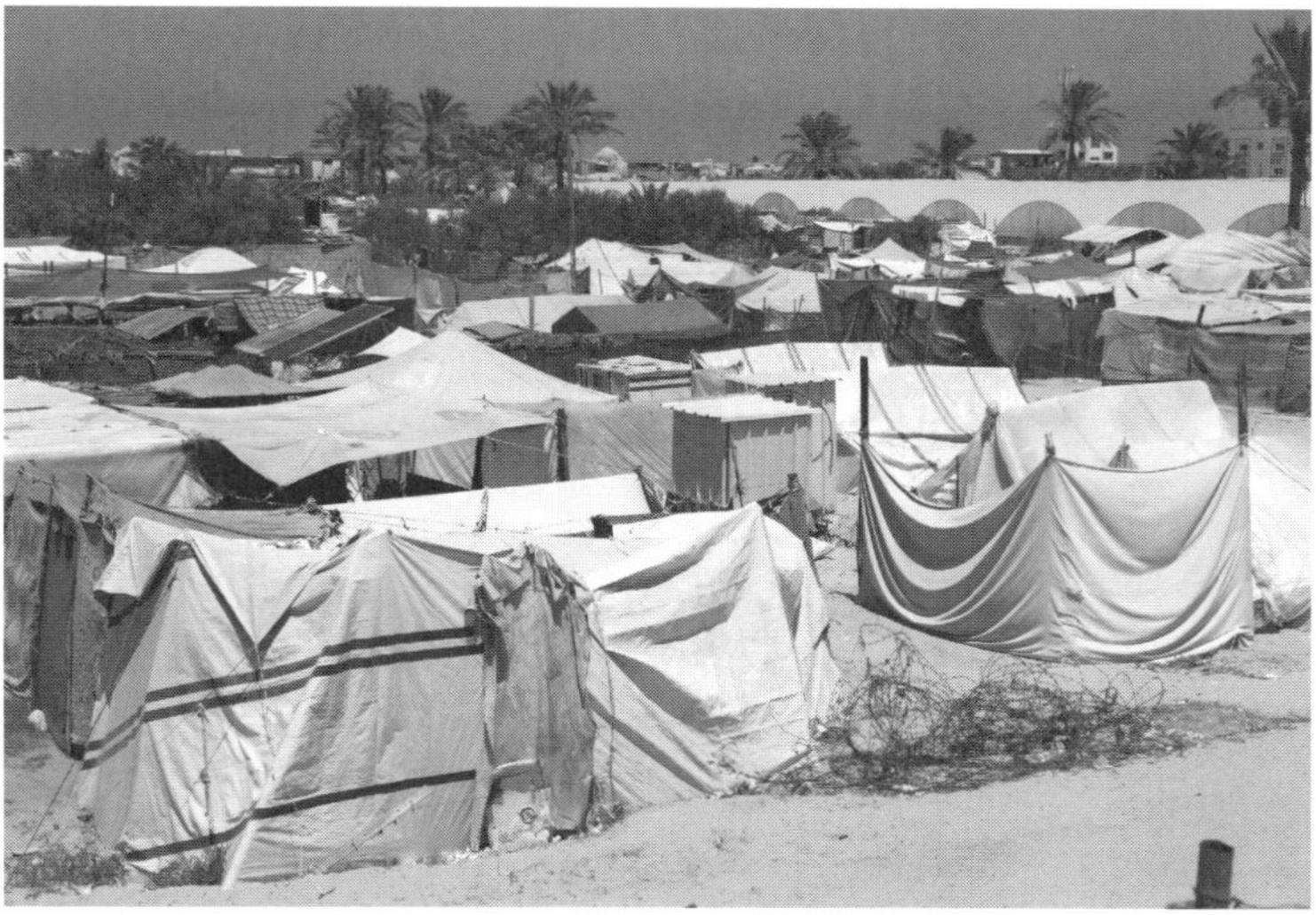

撮影日：2024年8月13日　撮影：Nour Daher

停戦へ、さらに一日近づけるか

停戦交渉に向けた協議が極めて難航していることが明らかになってきた。米国は新提案を準備しているが、イスラエルとハマスの溝は依然大きく、打開の見込みは薄いと見られていた。交渉仲介に当たっている米中央情報局（CIA）のバーンズ長官（当時）は二〇二四年九月七日、ロンドンのイベントで、最終的には当事者双方のトップ（すなわちネタニヤフ首相とハマスの最高幹部ヤヒヤ・シンワル）が、妥協という難しい決断を下せるかどうかに懸かっていると指摘した。

ハマスはイスラエルで収監中のパレスチナ四人一〇〇人以上についても、新たに釈放を要求した。一方、イスラエルは、交渉で大きな対立点となっているガザのフィラデルフィ回廊への軍駐留について継続を主張し続けている。結局、停戦を望んでいない理由は双方にあるかもしれない、というのも説得力のある推察だ。

九月一〇日の午前零時半、ゴォォォという音とともに三機の戦闘機が上空を通過。そしてドーンという音ともに強い衝撃波。ラファにあるMSFのアル・マワシ診療所から約六〇〇メートル付近に激しい空爆が行われた。

宿舎でも大きな爆音が聞こえた。最初の情報では、少なくとも死者四名、負傷者一〇名とのことだ。

僕はベッドに横たわったままじっと目を閉じて耳をすます。一分、二分、三分……、ブーンという今日のドローンの音は遥か遠くで聞こえる。戦闘機の轟音の後の静寂の中、ただ潮騒の音だけが小さく聞こえていた。「きっと徹底的な破壊を尽くしたあとは、ガザには夕陽と波の音だけが残るのだ……」と思いながら眠りについた。

ヒロシマとナガサキへの原子爆弾投下という歴史がなければ、人類は近年、どこかでそれを使っていただろう。それはウクライナか、ガザか、イスラエルだったかもしれない。歴史から学ぶ能力を失い、理性と自己抑制能力を失った人間は、自分以外の何ものに対しても畏怖の念を忘れ傲慢になる。

翌一一日の午前一時、再び戦闘機の、耳をつんざくかの如くの轟音が十数秒おきに続く。ゴォォォというのかキーンと表現したらよいのか、戦闘機の音のあとにはドーンという爆発音が続くのではないかと心を準備させる。耳をふさぎたくなる。戦闘機の音の合間、合間でブーンというドローンの低音が聞こえ、内臓を震わせる。

突然、今まで聞いたこともないような音がする。プシュッ、プシュッ、プシュッという音だ。それはバイオレンスもののハリウッド映画で聞くような狙撃の音のようで、僕たちの宿舎から明らかに近いところに打ち込まれているようだった。僕たちは再び低姿勢で窓ガラスから離れたところに身をかがめた。

ソーシャルメディアには、海からの攻撃で海岸にいた漁師が殺害されたとあるが、本当のところは全くわからない。ただ、僕自身が聞いた音が、宿舎から近いところから発せられていたということは事実だった。海沿いのアッラシッド海岸通りから宿舎までは一四〇メートル。もしそれが狙撃によるものだったとすれば、僕たちのリスク分析はまた一段階異なる次元になる。狙撃されるリスクを減らす方法は決して簡単なことではないからだった。

治安を乱す者たちと守る者たち

僕が活動した六週間の後半は、家族間の衝突が頻繁に報告された。少なくとも週に二度か三度の頻度だったかと思う。そのたびに、〝家族間抗争（Family Dispute）〟と報告されたのだが、実際衝突しているのは、片方の〝家族〟が十数人から多いときは一〇〇人くらいの規模であったようだ。つまり家族というよりも氏族間抗争と言えるだろう。僕自身、衝突の現場を幾度か目撃したことがあるが、いつもざっと三〇～五〇人くらいの男たちが群れをなして移動していた。「〇×家は武闘派で知られている」とか「▽〇家は温厚な家として知られている」というような話は、よく耳にすることがあった。

各々のコミュニティは、それぞれに自警団を組織していた。コミュニティ間の抗争の際に自警団が参加することもあれば、武器を携行した四、五人の男たちが海岸通りで交通整理をしているのを見かけたこともある。また、パトロールさながら、街を歩いているのを見かけたこともあった。

イスラエル軍が攻撃対象にしているのがハマスの軍事組織であることは間違いないだろうが、

武装した自警団とハマスの戦闘員を区別しているかどうかはわからない。

イスラエル軍の軍事戦略に〝ダヒヤ・ドクトリン（Dahya Doctrine）〟というものがあると報じられている。二〇〇六年、イスラエルが、レバノンの首都ベイルートのダヒヤと呼ばれるヒズボラの本部があった地区を攻撃した際、ヒズボラに圧力をかけるために、ヒズボラを支援しているものだとして、住宅や民間インフラなどをも意図的かつ組織的に破壊し、甚大な被害を与えた。ガザでも似たようなことが起きている。基本的にイスラエル軍による攻撃は無差別で、多くの民間人が犠牲になっている。イスラエル軍にとっては、ガザ地区内で、ハマスという体制の下で暮らしている人びとは、すべてハマスを支持、支援しているとみなされ、攻撃に巻き込まれても致し方ないという理屈なのだろう。ハマスであろうが、それを支持する集団であろうが、自警団であろうが、イスラエル軍にとってはどうでもよいことなのかもしれない。

人道にかける者たち

今さら言うまでもないことだが、ＭＳＦの活動地は医療ニーズがあるところだ。とりわけ〝緊急対応〟と呼ばれる環境では、即座に生死に直結する救命が優先される。だから、救急医療や外科治療が優先順位の上位にくることが一般的だ。しかしながら、妊婦や子どもなどの相対的弱者、感染症などの原因となり健康に影響を及ぼす水・衛生、また、基礎診療も場合によっては対象となる。

特に緊急性を要する環境では、現地保健省や国連機関などを含めた他の団体に、ニーズを満たすだけのキャパシティがある場合には、MSFとしてはそれらと重複するような活動はしない。また「活動をしない」という決断も躊躇せずにする。たとえば、二〇一〇年のインドネシア大地震の際には、二〇〇四年のスマトラ沖大地震の経験もあって、緊急事態急性期の調査段階で活動をしないことを決定した。その時点ですでに官民問わず各国からの膨大な支援が届き、各国からの軍隊も到着し、インドネシア政府もそれらに対応できる能力を有していたからだった。

ガザにMSFの最初の緊急チームが入ったのは、前年の二〇二三年一一月中旬だから、僕がガザ入りした八月初旬には、ほぼ九カ月が経っていた。現地での援助活動においていかに安全を確保できるかは、一〇〇%と言ってよいほどイスラエル軍次第だった。人道援助活動をとりまく環境は極めて流動的で、その状況はMSFがガザ入りした当初から変わっていなかった。イスラエル軍とハマス戦闘員それぞれの兵力がどれほどのものなのか、僕のような素人には知る由もなかったし関心もなかったが、僕たちが援助活動をしている中で感じた脅威は、イスラエル軍からの軍事攻撃だけだった。

イスラエル軍は米国を主とした軍事支援を背景に、次から次へと建造物とトンネル（個人的には見たこともないのだが）を破壊し尽くしていった。僕が到着した時に驚いたのは、そんな状況でも、MSF以外にも相当数の国際NGO、特に医療団体が活動していたことと、UNRWAをはじめとする各分野の国連機関が現場に根差した活動をしていたことだった。

ターレク一家とクリニック

ある日、ナセル病院に行く途中、海側からサラハッディーンへと走る道路沿いにとある診療所の看板とバラックの建物を見かけた。事務所から車でものの五分の距離だったが、運転手に聞いてもスタッフに聞いても、誰が運営しているクリニックなのかわからず、チームも全く交流がないとのことだった。そこで僕は「挨拶に行こう」とカリームに言って、オーナーを探し出して面会のアポイントを取るように頼んだ。

出迎えてくれたのは責任者を含む三人の男性だった。おちょこのように小さいカップで出された濃いめのアラビックコーヒーを人差し指と親指でつまんですすりながら、僕は自己紹介を兼ねて、MSFの活動を説明した。彼らはしばらく警戒心を持っていたようだったが、僕の話にじっくり耳を傾けていた。ひと通りの説明を終えると、彼らは医療活動については医師からの説明が必要だと言って、医師を呼びに行った。現れたのは、ターレクという男だった。体重一〇〇キロ以上はあるかと思われるほどの巨体をゆっさゆっさと揺らしながやってきて、大きなお尻を小さなひじ掛けのあるイスに押し込むようにして腰をかけた。

僕は、コーヒーと一緒にテーブルの上に置かれたデーツ（ナツメヤシ）の話から始めた。デーツは何百種類もあり、中東では郷土色に富んでいるので、デーツの話から、地元ならではの話を聞けることもあるのだ。

「このデーツは赤いんですね」と言うと、ターレクは、「これはバラハという種類のデーツだよ」と誇らしげに言った。そして僕が「デーツってタムルとも言いますよね」と言うと、彼はさらに誇らしげに、「それは黄色いデーツのことで、もともとイスラエル、ヨルダン川西岸地区原産。バラハはガザ原産なんだよ」と説明してくれた。

僕がエジプトでアラビア語を学んでいた時に聞いたのは、デーツは熟度によって言い方も変わり、フレッシュなものをバラハと言い、それからルタブ、そして乾燥させたのがタムルということだったのだが、何が正しいのかは僕にとっては全く問題ではなくて、興味を持ったのはターレクが、ガザの地で採れるデーツに誇りを持っていることだった。

ターレクが僕を出迎えてくれた三人から一目置かれているのは明らかだった。僕が改めてMSFのことと、ガザでの活動について説明すると、ターレクは彼のクリニックについて話してくれた。同クリニックを始めたのはほんの三カ月ほど前だったこと、彼と同じ家族、一族の有志によって始めたこと、彼は歯科医でイスラエル軍の侵攻が始まる前はハーン・ユニス中心部の歯科クリニックで治療を提供していたことを教えてくれた。

クリニックは、総合診療医と小児科医とターレク歯科医の三人で運営されていて、同じ家のメンバーだ。一家は耕作、収穫が必要な農地を除いた広い土地を外部から避難してくる人びとに開放し、自分たちの家族と避難民に初期診療を提供しようとこのクリニックを始めたということだった。

ターレク歯科医は、イスラエル軍が退避要求をハーン・ユニス中心部に突き付けた際、彼の歯科クリニックから最新式の歯科治療器具を移動させたという。「私のクリニックと、そこに残してきたものは徹底的に破壊されたよ」と語り、「だけど私たちには人という資源がある」と力強く言い切った。

僕が「それからデーツもですよね」と付け加えると、まるまるとした巨体を小刻みに揺らせながら「そうそう、デーツは健康にいいんだ。この甘味は砂糖じゃ出ない美味だぞ」と微笑みながら返した。そして、繰り返し「我々の財産はすべて奴らの手中に渡ってしまった。だけど人という資源は残っている」と他の三人に言い聞かせるように言った。

「医療に従事する者として、何か協力できることがあれば協力し合いましょう」と言って僕たちはクリニックをあとにした。

その後、カリームにターレク歯科医の一家について聞くと、ターレクが土地を避難してきた人びとに開放していることはよく知られているということだった。MSFの事務所がある海岸線からサラハッディーンまでの地域に昔から住む家族で、他の家族とのいさかいも少なく、武力に訴えるような家族とは異なる、とのことだった。

サーレム医師とヤーセル医師

人道地域の中でも、避難してきた人びとの密集度が特に高いところがある。広いくぼ地のようになっていて、無数のテントが広がっている場所だ。舗装道路から距離があるために、普段〝道〟と呼ばれるところを移動している僕たちが、そのような場所に気づくことはない。

そんなくぼ地の一つに行き、テントとテントの間の細い隙間を縫ってそろりそろりと車を進めたところに、パレスチナの医療団体の拠点はあった。車を降りて、さらに坂を下ったところに木の柱とビニールシートだけで建てられた事務所がある。事務所内では同団体のガザ地区での責任者であるサーレム医師が、ほこりだらけのラップトップに向かってキーボードをたたいていた。「ようこそ、ようこそ」と迎えてくれ、僕に彼のテーブルの横に座るように促す。僕の右側にはもう一人の医師、ヤーセル医師が座っていた。

この医療団体は、パレスチナの医師と医療従事者によって設立され、ヨルダン川西岸地区とガザ地区という広範囲にわたる地域で活動をする老舗のNGOだ。僕が彼らと会おうとしたきっかけは、前述のタークのクリニックと同じだ。海岸線を移動している時に、ヘルスセンターという看板と一軒のバラックを見かけたからである。それほど歴史があって活動範囲も広い団体であるとは全く知らなかった。

サーレム医師とヤーセル医師はもともとガザ市で活動をしていた。しかし、イスラエル軍による軍事攻勢により退避を余儀なくされ、数度の退避ののちにこの地にたどり着いた。現時点では移動診療を含め、四〇の場所で診療活動をしている。ちなみにハーン・ユニスで一〇カ所、デル・バラで一一カ所、ガザ市内で二カ所、北部ガザで二カ所、その他はヨルダン川西岸地区である。「ショルダーバッグ一つにあるだけの医薬品を詰めてここに避難して来たんだから、よくここまで拡張できたものだよ。神のおかげだよ」と活動を説明してくれた。

それから僕たちは互いの医療活動について意見交換し、医療団体としてコミュニケーションをとっていくことを確認した。ガザの状況に話が移っていくのは自然の流れだった。

「外からガザを見ているメディアから聞かれることはいつも決まっていて、これからのこと、どうお考えですか？　って質問。気の利いた答えでもしようとするんだけどできなくて、答えはいつもシンプル。死ぬか、追放されるか、停戦か」とサーレム医師が僕に言った。ヤーセル医師は静かに耳を傾けていた。

彼らはパレスチナの団体であるからこそ、現地のネットワークを持ち、人道地域外でも活動を継続していた。サーレム医師とヤーセル医師は、仮事務所の横のテントで、他の避難民とともに夜露をしのいでいる。戦車が進軍してきて砲弾を放ち、数日後に引き返すまでの期間、周辺地域は連日昼夜を問わず砲弾に晒されていた。ほんの一週間前の話だった。

大規模な人道援助プロジェクト

日々の活動に忙殺されていたある日、アッラシッド海岸通りでいつもよりひどい渋滞に巻き込まれた。道を塞いでいたのは給水車として使われている大型タンクローリーだった。「どこの団体だろう？」と違和感を覚えたが、その時は特に気にも留めていなかった。

ある日、一人の男性が僕たちのアル・マワシ診療所を訪れた。彼は、とある人道援助団体で活動しており、週二回、一回当たり二〇〇リットルの飲料水を患者向けに無償提供したい、と申し出た。

スタッフからその話を聞いた僕は、「一日五〇〇人の来所者がいる。付き添いを含めると一〇〇〇人。一人コップ一杯二〇〇ミリリットル飲んだとしても二〇〇リットルだから、一日で尽きてしまう。一度提供してしまうと、翌日はありません、いつ来るかわかりません、というわけにはいかない。また、それを聞きつけると、診察とは関係なく飲料水を求めて大勢の人びとが来ることになるだろう。申し出は大変ありがたいが丁重にお断りするように」と説明した。「ただ……」と言って、「飲料水の申し出はお断りするが、責任者がMSFの活動をぜひ説明したいのでお会いしたく、都合の良い時間と場所を教えてほしいとお願いするように」と付け加えた。

だが一週間経ってもなんの返答もない。冷やかしだったのか、申し出を断ったために気分を害したか、MSFに興味を持たなかったのかもしれないと思いながらも気にかかっていた。そこで、カリームにこの団体のことを調べ、ガザ地区の責任者がいるのならば、その連絡先を入手するように頼んだ。

数日後の朝、僕とカリームが事務所の二階で雑談をしていると、カリームは事務所のすぐ脇の空き地を指差して「ここ二、三日で、この空き地にハーン・ユニス中心部から避難してきた人たちが増えていますよね」とつぶやいた。

実は、MSFは新しい宿舎を探していたのだが、適当な建物が見つからず、空き地でもあればテントで仮設宿舎を設置できるから、と空き地を探していた。カリームは今の事務所建物のすぐ脇にあるこの空き地に目をつけていた。彼によれば、その数日前、最近空き地に避難してきた家族の長と自己紹介を兼ね立ち話をする機会があったという。ガザの話、お金の話、生活の話……そのうち、政治の話になり、ファタハとハマスとの関係の話になり、北部ガザにある不動産や投資に関する話になった。するとその男性は、自分は中東湾岸地域のある援助団体から支援を受けて活動していると話した。毎朝、海岸通りで渋滞を引き起こしている大型給水車もその一部であるという。その男性はその団体が行っているガザ地区でのプロジェクトの責任者の一人だった。

映画のような別世界

アッラシッド海岸通りの両脇は、露店が隙間なくひしめくように立ち並んでいる。しかし、その中で一部だけ、二〇〇メートルほどコンクリートの壁で道路から仕切られたところがあった。通りから壁の向うを覗き見ることはできないが、二階建ての建物が立っていて、その正面に構えた門には門番が常駐しているようだった。建物に書かれた名前から、それが今般の紛争前は、きっとリゾートクラブとして使われていたのであろうと思われた。

空き地の男性を通じてアポイントをとった僕たちは、入口を通って車を降り、門番に言われた通り建物内には入らずに、建物に沿って三〇メートルほど歩を進め、そこから目の前に広がる地中海を正面に見て砂浜に降りる細い通路を下っていった。そこで目にしたのは、瓦礫の山と、バラックやテントが密集したガザとは異なる光景だった。

浜辺には軽食を用意できるちょっとしたキッチンがあって、その脇から海岸沿いに四〇～五〇メートルほどの距離まで、日本で言えば〝海の家〟のような日差しを遮る簡易屋根のあるスペースが広がり、より海辺に近い砂浜には不規則に三〇ほどのビーチパラソルとプラスチックのテーブル、イスが並べられていた。

何よりも驚いたのは、その屋根のあるスペースには事務机に近い幾つものテーブルが並べられていて、そこに何十人ものスタッフらしき人たちがそれぞれラップトップに向かっている光景だった。多くは若者で、リゾートを満喫しているのではなく、難しい顔をしてラップトップに向かって仕事に打ち込んでいるようだった。

僕とカリームは端にあった水辺に一番近いテーブルに通された。五人の白髪混じりか、髪が薄くなった中年の男たちが、丸テーブルを囲みながら相談事をしていた。

彼らは僕たちが到着したことに気づくと、幾分怪訝《けげん》な顔をして警戒心をあらわにしたように見えた。初対面だったからなのか、MSFと言いながらアジア系の風貌の男が来たからなのかはわからない。白髪の一人が立ち上がって僕たちを迎えて入れてくれた。彼、ヤヒヤ氏は、僕たちの事務所の横の空き地に避難して来た男だった。

五人は全員パレスチナ人だった。ヤヒヤ氏は一人ひとりを紹介してくれた。僕は、MSFの活動内容を伝え、面談を希望した理由を説明した。ひと通り説明し終えると、僕の右側に座っていたアメリカ訛《なま》りの英語を話す男性が、少し人を小ばかにしたような笑みを浮かべながら、「ふ〜ん、いま一つ、なんで我々と面談をしたかったのかがよくわからんね。もっとポイントをはっきりさせて説明してくれないか。ところで、あなたたちが給水に使っているトラックはイスラエルから持ち込んだものだろう？」と言った。

僕のことを品定めしているような態度だった。というよりも、英語的に表現すれば〝Tasting（味見）〟をされているようで、あまり良い感じはしなかった。

だが一方で僕も、いきなり初対面の人間に対してそのような不躾《ぶしつけ》な質問を投げかけてくる彼の真意を探るように〝品定め〟を始めた。彼はビジネスの世界によくいる、経済合理性で物事を判断し、利益があるかないか、ないなら話すだけ時間の無駄と考えるタイプだという印象を持った。そこで社交辞令は一切省いて、改めて単刀直入に説明することにした。

「いや、すべてのトラックは現地調達で、ガザ地区内の業者からレンタルしている。イスラエルから持って来ているトラックじゃない」と即答し、さらにこう続けた。

「MSFは医療団体として、ナセル病院を支援し、三つの診療所を運営しています。水・衛生の問題は健康に直結します。しかも絶対的な供給量が不足しているから、MSFもその給水に関わっています。一日六〇万リットル、一人当たり一〇リットルとしても六万人に供給している試算です。先日あなたたちの団体のロゴが書かれている給水車を見かけました。僕たちの知る限り、ガザ全体を見れば、まだまだ水の需要と供給の間にはギャップがあります。MSFとしては今のところ給水量を減らすつもりはないし、他の団体に肩代わりしてもらうことを頼むつもりはありません。それでも、ガザの人びとのすべてのニーズを満たすには、さらなる人道的援助の拡大が必要だと考えています。僕たちは日々現場で活動しており、MSFの活動領域、すなわち医療、水だけに限らないニーズが膨大であることを知っています。MSFの活動領域でなくても、もし、その分野に専門性を持ち、資金力がある団体が存在するならば、期待したい。そういった理由で、あなた方の活動を知るためにも面談を希望したんです」と言った。

彼は、「ふん」と頷いていたものの、何か物足りないような素振りで貧乏ゆすりをしていた。

給水パイプライン、海水淡水化装置

そのやりとりを黙って聞いていたヤヒヤ氏が落ち着いた物腰で、「まず我々について説明しよう。そのあとで、水のことはそこにいるハメドに説明してもらおう」と言って僕のほぼ正面に座っている男に目をやった。ヤヒヤ氏は次のように続けた。

「給水車に書かれていたロゴと名前は団体の名前ではなくてプロジェクトの名称なんです。このプロジェクトは、国際人道支援活動を目的にしています。ガザに関して言えば、エア・ドロップ（空からの支援物資投下）などはその活動の一部です。私はその緊急委員会担当官です。現在はラファの最南部、エジプトとの国境沿い近くに仮設病院を設置して稼働しており、海外派遣スタッフもいます」

それに続いて、ハメド氏が水について説明を始めた。

「供給源が沿岸自治体水道事業（CMWU：Coastal Municipalities Water Utility）ともう一つの民間会社に限られている状況で、需要に見合うだけの供給の絶対量が不足しているということについては全く同じ理解です。ですから、他のアクターを増やしたところで供給源が同じだから根本的な解決にはならないということも認識しています。

かつて自分たちは、エジプトの水源から飲料水をラファまで送ることのできる給水パイプラインを持っていましたが、イスラエル軍によるラファ侵攻で完全にストップしてしまったんです。当初は、ガザ地区の南端から北方のワディ・ガザまでパイプラインを敷設し、五〇〇から一〇〇〇の支線をつないで各地域に配給するという計画でした。しかしイスラエルからの許可が得られていない状況です」とハメド氏は一切不必要な言葉を排除して、簡潔かつ明快によどみなく説明を進めた。

「一層悪化する状況のもとで、今できることとして、MSFが行っているのと同じようにガザ地区で入手可能な供給源から飲料水を買い、配給しています。MSFが一部診療所で自前の海水淡水化装置を稼働し始めたことも知っています。非常に良案ですから、自分たちも何らかの形で貢献したいと、たとえば同じ方法で、一機当たりのキャパシティは小さくても、数多くの海水淡水化装置を設置することも検討していました。資金は十分にあります。また、我々が使っているタンクローリーは大型で、街の中まで移動することはできません。MSFがどのように対応しているのかを知りたかったのです。それで、何か協力できることがあればと考えています。MSFと我々が共同でCMWUと会合する場を設定することもできます」ハメド氏は口を閉じた。

僕は〝彼らはプロのビジネスマンだ。MSFの活動も事前に調べている。それにスケールが違う〟と思いながら、かつて僕がオイル・ビジネスに関わっていた頃のことを思い出していた。

医療廃棄物処理問題

そんなことを考えながら彼らの言う「プロジェクト」とパレスチナ問題への関与について僕は、いくつかのことを率直に話した。

「MSFの中立性と独立性について、もう少し具体的に説明してもいいですか？」と切り出した。

「僕たちの中立性や独立性というのは言葉だけではないんです。この世の中には何千、何万という非政府組織の人道援助団体があって、そのウェブサイトを見ると、多くの団体が中立と独立を謳っています。ところが、寄付金に政府系の資金が入っていたり、人道援助の現場では国連機関のイニシアチブによって準備されたクラスターの傘下で活動したりしています。ＭＳＦがクラスターの枠組みに入らないのには多くの理由があるけれど、端的に言うと、意思決定と行動の独立性を維持するためです。ガザ地区の国連機関は、非常にニーズ・ファーストで有能な人たちが活動しています。それでもＭＳＦがクラスターに入らない理由は、一切の権威からの独立性を保つことにあります。また、対外的な交渉、たとえばイスラエルとの関わりについても同じことです。ＭＳＦが他団体とコミュニケーションをとったり、折衝したり、協働したりすることがありますが、この独立性と中立性については妥協できないのです。人道援助活動において、この原則に妥協はあり得ないのです。ですから、今後、貴団体とのやりとり次第でいろいろな可能性があるかもしれませんが、その点については念頭に入れておいてください」

と説明した。

すると、ハメド氏は的を射たような顔をして目を見開き、少し前のめりになって、間髪を容《い》れずに「我々もそうでありたいと思っています。それこそが自分たちの求めている姿なんだ」と、それまでの冷静で合理的な物言いと違って一転、幾分感情を込めながら、強い口調で言うと、他の年長のマネージメントたちにも視線をやった。

その反応を見て、僕は、ところでと言って、話を進めた。

「ところで、ＭＳＦの強さは現場にスタッフがいることです。だから現実に起こっていることを目にすることができます。医療団体として専門外の、現場で起きている問題についても目撃します。今、深刻になっている問題の一つに病院内の感染対策と病院内外の医療廃棄物処理の問題があります。特に、医療廃棄物処理の問題は早急に解決する必要があります。病院敷地内にあった医療廃棄物焼却所は空爆で破壊され、現在は、MSFが外部に委託をして、廃棄物を回収、処理してもらっています。しかし、処理と言っても、どこか人気《ひとけ》のないところに運搬して防護柵もないところに捨て去っているような状況です。そこには生きる糧になりそうなものを探しに来る人たちがいて、中には子どもたちもいます。この問題についてはWHOにも情報共有し、彼らなりに自治体とも対策を検討しているそうですが、結論は出ていません。たとえば、ゴミ焼却場をつくるとかいうことは、資金力があれば解決できる問題だと思っています」

すると、一人の男性が、「ゴミの量など必要な情報が得られれば、そして、MSFが保健省と我々を取り継いでくれるなら、すぐにでも行動できるキャパシティがある」と突然話題に入ってきた。そして「必要なアセスメント（評価）をして実現性があるならば、計画書をまとめ、すぐに行動に移せる」と繰り返した。

ミーティングは一時間半にも及んだ。その間、ラファの方角から聞こえてきた爆発音が止むことはなかった。話し合いが終わる頃には互いの警戒心は解かれたように感じられた。最後に白髪交じりの男が、僕の国籍を尋ねた。僕が日本人だと答えると「MSFのスペインセクションっていうから、南米の国のどこかだと思ったよ」と言って笑っていた。

焼け焦げたシファ病院

国連機関、ジャパニーズ・クリニック、保健省などで、僕が出会った人道援助活動に従事する人たちや団体……。ガザ地区で活動する人びとは、所属団体にかかわらず、直面する膨大な人道支援のニーズに立ち向かおうと、常に真摯《しんし》に向き合い、行動に移していた。その様子は、他の国の活動現場で僕が見てきた姿とは異なるものだった。

ガザではミーティングでさえ、社交辞令や外交的なやりとりに時間を費やす必要もなく、何が問題で何ができるか、誰がするのか、といった行動と結果を求めるような議論がほとんどだった。彼らの中に五年後のことを念頭に活動している人はいないだろう。ガザ地区の人道状況は危険水域に入っていて、人びとから求められるニーズは、今、生き延びていくためのものなのだ。覚悟を決めて活動している人たちだという印象を強く持った。

保健省のとある部局の担当者とは、いろいろなことで面談をする機会があった。彼自身テント暮らしで、執務場所もナセル病院の仕切りのない大部屋の片隅に置かれた小さなテーブルとイスだ。彼の後ろの壁には四枚の写真が貼られていた。そのうちの一枚は、焼け焦げたシファ病院だった。今回のガザ危機が始まる数週間前に改築された、最新の救急救命室は真っ黒に焼け焦げ、階下から吹き上げたのであろう火により壁は上階に向かって焦げ付いていた。二階には多くの入院患者がいたという。

「ほら見えるだろう？　病院を焼き尽くそうとする意図が。入院患者もいたんだ。これだけ焼けているんだ、イスラエル軍が焼夷弾のような武器を使ったのは間違いないと思ってるよ。あいつら我々の生命線である病院をここまで焼き尽くしやがって……」その担当者はそう言って自分の体を壁に向けた状態のまましばらく黙って写真を眺めていた。そして振り向き様に「ポリオの予防接種は絶対に成功させる」と力強く言った。その言葉には〝退避要求などには屈しない〟といったメッセージが込められているようだった。

制服を着て交通整理をする唯一のおまわりさん

アッラシッド海岸通りからは、内陸部（すなわち東方面）に向けて走っている道が何本かあり、それらが交差するところはいつも、人や車やロバでごった返していた。

その内の一つの交差点ではいつも、グリーン系の迷彩服を着た体格の良い、白髪を短く刈った中年の男が交通整理にあたっていた。銃を肩にかけ、威風堂々とした出で立ちで、時には大声を張り上げて彼の指示に従わない輩を威圧し、交通が滞らないように努めていた。

イスラエル軍の攻勢が激化して以来、ガザを事実上統治していたハマスの治安当局の人びとは、イスラエル軍からの攻撃を避けるため制服を脱いだと言われていた。道理で、街なかでは治安当局で働く人たちの姿を識別することはできず、僕たちは彼らがどこにいるのかさえもわからなかった。

そんな中、彼だけが唯一、僕たちが認識できた治安従事者として働く人物だった。巷《ちまた》での噂によれば、彼はただ従来からの仕事をするという理由だけで毎朝、制服を着てそこに立ち、交通整理をしているとのことだった。彼にとってはイスラエル軍が自分をどう見ようが関係ない。ただ自分に与えられた仕事に対する忠誠心からの交通整理だった。彼はいつかイスラエル軍によって殺害されるかもしれない。イスラエル軍はその正当性を主張するために、いかなる理由をも並べ立てることだろう。しかし、彼にとっては、そんなことは大したことではないのかもしれない。覚悟を持って自分のすべき任務にあたったということだけなのだから。それもまた人の道であり、その姿は美しい。

ＯＣＨＡ（国連人道問題調整事務所）は、度重なるイスラエル軍による退避要求に関して繰り返し声明を出し、人道的警報を鳴らし続けた。[*27] 声明は、ＭＳＦの仮設病院設置についても言及していた。

*27 二〇二四年八月二二日ＯＣＨＡスポークスパーソン声明：“Mass evacuations in Gaza choke survival and severely constrain aid operations, Statement by Muhannad Hadi, Humanitarian Coordinator for the Occupied Palestinian Territory. https://www.unocha.org/publications/report/occupied-palestinian-territory/mass-evacuations-gaza-choke-survival-and-severely-constrain-aid-operations-enar
二〇二四年八月二七日 In Gaza, evacuation orders threaten to uproot UN's aid hub once again. https://news.un.org/en/story/2024/08/1153611
二〇二四年八月三〇日 “Humanitarian Situation Update #211/Gasa Strip.” https://www.unocha.org/publications/report/occupied-palestinian-territory/humanitarian-situation-update-211-gaza-strip

第七章 六週間の終わり

子どもたちの心のケア活動

ハーン・ユニスの殉教者診療所では、悪夢を見たりおねしょをしたり、不安感や恐怖をいだく多くの子どもたちに、レクリエーション活動を通じてサポートを行っている。また心理教育に基づいて、このような状況下で子どもたちに起きうることや、それらに対処する方法について、母親たちに説明している。

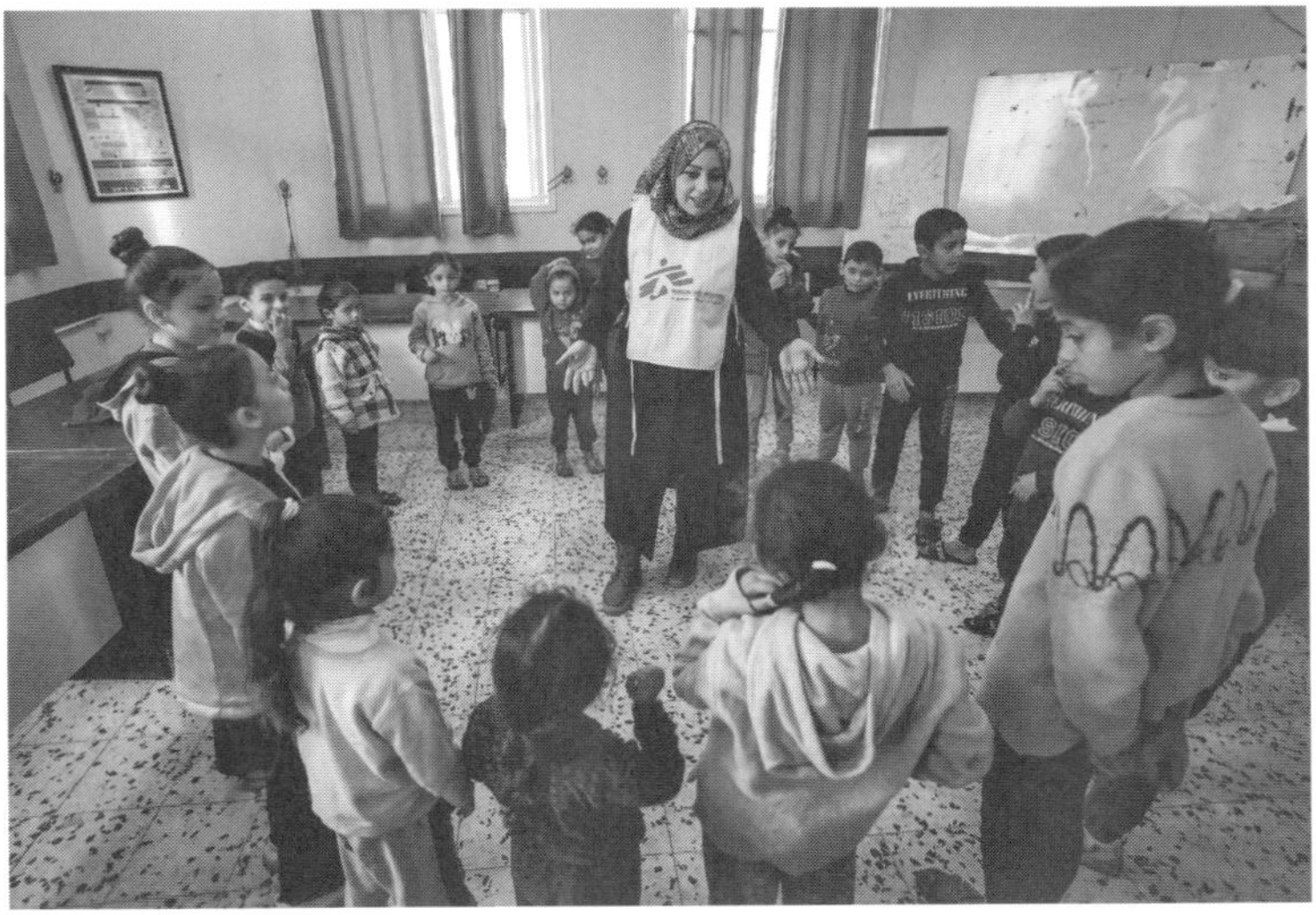

撮影日：2023年11月28日　© MSF

ガザの子どもたち

僕のガザでの活動期間も残り一週間を切った。そんな二〇二四年九月一四日早朝も、ヘリコプターが三回頭上を旋回したと思ったら、その直後、ゴォォー、キィィーンと耳をつんざくような轟音とともに戦闘機が飛び、直後ドーンという爆発音と振動があった。手が届くのではないかと思えるほど低空飛行しているかのような音だった。攻撃されたのはアル・アッタール診療所から四〇〇メートルのところだった。

ドローンは相変わらず飛び続けている。ガザ地区の内務省は、イスラエル軍には位置情報の提供をしないようにと市民に注意を呼び掛けていた。翌日もタタタタッ、タタタタッ、タタタタッというヘリコプターからの発砲音が聞こえた。

九月一六日一三時、アル・マワシで爆発音、一三時一五分シャクーシュ地区で爆発音、一三時二〇分シンタール、一三時三〇分海岸方面で爆発音。戦闘機が接近しては離れていく。戦闘機の轟音を聞くたびに、その次に来るであろう爆発音に耳を澄ませ備える。〝近くでは落ちないように〟と心の中でつぶやきながら、一方では、病院や診療所などの現場の位置関係を思い描き、〝あそこの近くに空爆が行われたら、誰々に連絡をとって……〟と頭の中で準備をしていた。

同日夕刻、日の入り前、ラファから続くサラハッディーン道路がハーン・ユニス中心部に入る直前のアル・タハリアと呼ばれる地区で、強盗団が商業用物資を積んだトラックや一般車両を止め、交通税という名目で金銭を要求、物資を略奪していた。そしてそこへ向かった〝政府〟の武装グループと強盗団との間で銃撃戦が起きた。その抗争で七人の屋台主が殺害され、通行人や、家の前で座っていた住民が巻き添えになり、負傷した。

翌朝八時、遺体を引き取りにナセル病院を訪れた群衆は、鉄砲などの武器を携行しており病院内は緊張に包まれた。事務所にいた僕は、病院にいたスタッフに病棟にとどまることを指示し、運転手には車を病棟の背後に移し、病院内に入っているように指示をした。

それからほどなくして、「二〇発ほどの銃声が聞こえた」とディナが電話をかけてきた。一時緊張したが、間髪を容れず病院内の看護師チームリーダーから、銃声は、遺体引き渡しが完了し、引き揚げるための合図だったという確認がとれ、胸をなでおろした。

活動最終日の一七日、僕は後任のオーストラリア人エヴァとともに事務所、三つの診療所、ナセル病院を回った。僕がガザの地に足を踏み入れた八月上旬、最高気温は三五度ほどだったが、この頃には幾分下がり、時折湿気を含んだ空気にパラパラと雨が降るようになった。

アル・ヘケル診療所前に車を止めて降りると、中から何事かと思うほどの子どもたちの歓声が聞こえてきた。診療所の塀に囲まれた敷地内には、建物の前に縦五メートル、横二〇メートルほどの広場があった。そのうち半分のスペースに横長のベンチを置き、診療を待つ待合場にしていた。もう半分は空きスペースである。

その空きスペースに人だかりができていた。人だかりの中央に八人の子どもたちが横一列に並び、手をつないで軽快にステップを踏んで踊っていた。二〇人ほどの子どもたちが、八人を囲むように地面にしゃがんで「パンッ、パンッ、パンッ、パンッ」と小気味よく手を叩いていた。誰からともなく、「オロロロロロ」と威勢の良い掛け声が上がり、横にいたスタッフの一人もステップを踏みながら、パレスチナの黒と白のスカーフの端をつかんでクルクルと回す。八人の踊り子たちは、今度は手をつないで横一列の状態のまま、一、二、三、四と右に平行移動し、そして次には逆方向の左に一、二、三、四と平行移動する。イラクのクルド地区でも見たことのある踊りに似ていた。レバノン、ヨルダン、パレスチナを含む、地中海とアラビア半島の間にあるシャームと呼ばれる地方の踊りなのかもしれない。

これはMSFのヘルス・プロモーター・チームが企画した子どもたちのための社交会だった。臨床心理師、小児科医、そして看護師のアイーシャとも相談して立てた企画だという。ヘルス・プロモーターは、MSFが医療活動する施設を訪れる患者や付添人に健康に関する啓発、教育をする役割を担っている。地域に根差した活動をしているMSFだからこそ、その対象は施設に来る患者、付添人に限らず、周辺のコミュニティにまで広がることから、ヘルス・プロモーターは現地コミュニティとMSFの接点となる重要な役割を果たす。アル・アッタール診療所の救急対応についてのムフタールとのミーティングを設定したサーミーは、その一員だ。

子どもたちの歓喜とエネルギーは、その間頭上から絶え間なく聞こえていた戦闘機の轟音を凌駕《りょうが》していた。

「どう？　いいだろ？　子どもたちには戦闘機の轟音の音なんか聞こえてないよ」と僕はエヴァに言った。「すごい。本当に」と頷くエヴァ。加えてエヴァは言った。「これこそがＭＳＦの現場だね」。何かが彼女の心に刺さったかのようだった。

僕たちが診療所の中に入り、スタッフへの挨拶回りをしながらエヴァに診療所の活動を説明していると、日本なら中学生くらいだろうか、一人の少女が、僕が外国人であることがわかっているはずなのに、アラビア語で「診察まであとどれくらい待てばよいのですか」と聞いてきた。僕がシステムを説明しながら「もう少し、順番が来るまでの辛抱だよ」答えると、愛くるしい笑みを浮かべて、それくらいわかってるわよというような口調で「わかったわ」とだけ言って待合場所のベンチへと戻って行った。

なんで彼女はわかりきった質問をしにわざわざ僕のところに来たのだろうとカリームに聞くと、「彼女は外国人と話してみたかっただけだよ」と答えた。そういえば、街なかでも宿舎の近くでも、子どもたちは僕たちを見かけると、「グッドモーニング」「ハウアーユー」と声をかけてくれる。

先述したポリオ予防接種キャンペーンでは、一〇歳未満の子どもたちは六〇万人と想定し、そのうち五六万人の子どもたちへの予防接種を達成した。ここは約三割が一〇歳未満という社会だ。そのせいだろうか、数え切れないほどの受け入れ難い現実がある中でも、僕はガザに強烈なエネルギーを感じるのだ。日々のスタッフとのやりとりの中にも、笑いがある。かつて僕がイラクのモスルで活動をした時、〝ISによる暗黒時代には人びとから笑顔がなくなった〟と聞いた。実際現地で活動を始めた当初、強い警戒心と猜疑心からか、人びとが笑顔を見せることはなかった。

ガザでは、空爆の音に耳をふさぎながらおびえる子どもたちがいる。通りでは、大きなずた袋をずるずると引きずりながらゴミを集めている子どもたちがいる。給水所で得た飲料水をビニール袋に入れ、それを売ろうとする子どもが、お客の取り合いで争い、殴り合いをしている光景も見かける。皆たくましく生き延びようとしている。

足を切断した子どもたち

保健省の統計では、二〇二三年一〇月七日からこれまでに約四万人以上の人びとが死亡している。その内の一万人以上が子どもだという。紛争とはいえこんな状況は普通ではない。

この紛争で足を切断したり、切断せざるを得ない子どもたちのことは、イスラエル軍による軍事攻勢が激化した頃から諸団体やメディアが報じ、懸念を表明し続けてきた。二〇二四年三月二一日、米誌「ザ・ニューヨーカー」が、UNICEFが今回の紛争が始まって以来、一〇〇〇人の子どもたちが足を切断したと推定していることを引用している。[*28]

同年六月二五日にはAFPがUNRWAの「二六〇日間以上続く紛争で約二千人の子どもた

ちが足を失い、これには腕や手が含まれていない」という報告を引用している。[*29] そして一〇月二日には、「The National（UAEのニュースサイト）が、ガザ保健省の言葉として四〇〇〇人以上の子どもたちがこの一年で足を失ったと報道している。[*30] MSFにおいても、MSFのアルド・ロドリゲス医師が、「毎日二〇〜二五件の手術を行った（中略）爆撃の犠牲となった一歳や二歳の子どもが、脚の付け根のあたりで切断を余儀なくされたケースもありました」と証言している（二〇二四年一月一九日MSF活動ニュース）。先に述べた通り、実際僕自身、そのような子どもの姿をナスル病院で見た。異常な事態であるとしか表現のしようがない。

二〇二四年九月一七日は、レバノンの首都ベイルートを含むレバノン各地のみならず、隣国シリアでもポケベルが爆発し、何千もの犠牲者が出た。ヒズボラのメンバーが多数負傷している。

＊28 二〇二四年三月二二日The New Yorker: Eliza Griswold, "The Children Who Lost Limbs in Gaza." https://www.newyorker.com/news/dispatch/the-children-who-lost-limbs-in-gaza

＊29 二〇二四年六月二五日Le Monde with AFP: UNRWA reports "10 children lose legs every day in Gaza." https://www.lemonde.fr/en/international/article/2024/06/25/unrwa-reports-10-children-lose-legs-every-day-in-gaza_6675697_4.html

＊30 二〇二四年一〇月二日The National: "Will my leg grow back ?" https://www.thenationalnews.com/news/mena/2024/10/03/gaza-children-lost-limbs-israel/

一週間ほど前にはイスラエル軍が、また数日前にはネタニヤフ首相が、「北部国境におけるパワーバランス」に言及していた。イスラエルメディアは、ネタニヤフ首相が一一月一〇日の閣議で、ポケベルの爆発について自国の関与を認めたと報じた。イスラエル軍がガザ地区で行っていることを考えれば、僕にとってはとりわけ驚くことではなかった。戦火はいよいよレバノンとイランを巻き込んでいく。

原爆投下のあとのヒロシマの写真のようだった

九月一八日、ガザを離れヨルダンのアンマンに向かう道中、ノルウェーの医療団体のグループと一緒になった。ハーン・ユニスでケレム・シャロームまでの車両を待っている間、雑談した。彼らは人道地域外のヨーロピアン・ガザ病院で医療活動をしていたという。同病院はイスラエル軍から認知されていたようだ。彼らは一歩も病院から出ることは許されず、同じ敷地内にある建物に寝泊まりしていた。そこから病棟まで一〇〇メートル弱を歩くことは許されていたらしい。

「その一〇〇メートル弱の距離でも僕たちには大切な時間だったんだよ」とリーダーの男性が言うと、もう一人の年配の女性が何度も頷いていた。「とてもじゃないけど、外出しようなんて思わなかったよ。誰からも友好的に歓待されるような状況じゃなかったからねぇ」とリーダーは何か含みを込めた言い方をしたが、僕はそれ以上尋ねることはしなかった。

ノルウェーはパレスチナを国家として承認した。今後イスラエルがノルウェーに対して外交的にどのような対応をとるのだろうと聞いてみたかったが、ここで話すことでもないなと言葉を呑みこんだ。代わりに年配の女性に、「ガザのこと、どういう印象を持たれました？」と尋ねたところ、彼女は、「写真で見た原爆投下のあとのヒロシマのようだった……」と眉間にしわをよせ、悲しそうにつぶやいた。

キング・フセイン橋の検問所ではナーイフが待っていた。「無事の生還を待っていたよ」というのが彼の第一声だった。車に乗り込むと、ポリ袋に入った菓子パンとジュースと水を渡してくれた。「おなかすいているでしょう？　他にもなにか入用があれば、言ってください」と言ってエンジンをかけた。

一歩、ガザから出ればそこは別世界だった。〝ひとたび現場を離れれば、その地については語れない〟というのが、僕がこれまでのMSFでの現場活動で学んできた現実だ。一歩その地から出れば、どんなにその地で苦境に立たされている人びとのことを考えても、彼らと同じようには感じることはできないということを知っている。どれほど表現を尽くしても言い表すことはできない。なぜなら僕はすでにそこにはいないから。現場の地を離れる時は寂しくもなるが、安堵《あんど》するのも確かだ。

活動への出発前の不安な気持ちを水泳大会にたとえたが、競泳者が泳ぎ切ってしまえば、ばしゃばしゃと波立てられた水面は、ぴちゃぴちゃと静かに波打つ水面に変わる。僕は、余韻の残るプールを尻目に、すぐにその場を去っていいものかと、なぜか自分の居場所がないような不思議な気持ちになりながら、プールをあとにするのが常だった。ここにいても何もすることはない、だけど去っていいものなのだろうかと。

ＭＳＦの現場での活動を終えたあと、何を感じるのかは人によってさまざまだ。それぞれがそれぞれの感情や思いを消化して、次に歩を進める。今、唯一僕にできることは、どうか皆無事でいてほしいと願うことだけだった。

終章

軍事行動と殺戮を許容する世界

二〇二四年九月一八日、僕はガザの地を離れ、二一日の早朝便でヨルダンのアンマンを発った。羽田のホテルにチェックインした時には日付は二二日になっていた。シャワーを浴びる前に少しだけ横たわろうとベッドに体を放り投げたあとの記憶はなく、目が覚めた時にはすでに午後一時を過ぎていた。重い頭と寝足りなさを感じながらも、レバノンとイランの状況が気になり、テレビのスイッチを入れた。僕がガザにいたのは、数カ月も前のことのように思えた。

九月二六日には、イスラエルはレバノンの親イラン武装組織ヒズボラに対しての攻撃を継続していた。米国とフランスは二一日間の即時停戦案を提案し、交渉しているとも報じられていたが、もはやイスラエルを止めることができそうな国や組織はどこにも見当たらなかった。手がつけられなくなってしまったとさえ思うようになった。北部のヒズボラ、イランとの全面的な地域戦争に発展するリスクが高まっていたというよりも、すでに一歩踏み入れている状況にあった。

九月二七日、イスラエルのネタニヤフ首相は国連総会の演説で、〝脅威を取り除く権利〟を主張し、その直後、イスラエルはレバノンの首都ベイルート南部郊外に対して大規模な空爆を行い、ヒズボラの指導者ナスルッラーを殺害した。米国のバイデン大統領（当時）は、それを〝正当な措置〟だとし、イスラエルの自衛権を支持した。

前述したようにイスラエルは、二〇二四年七月三一日、イランで、ハマスのイスマイル・ハニヤを殺害していた。そして、さらに、一〇月一七日、イスラエル軍はガザ地区ラファでハマスのイスマイル・ハニヤの後継者ヤヒヤ・シンワルを殺害した。この章を書いていた時点でも、イスラエル軍によるガザ地区での殺戮は続き、南部レバノンに対する攻撃は激しくなる一方だった。民間人をも巻き添えにする軍事攻撃を正当化するイスラエル軍の主張は全く変わらず、ただ「施設はハマスに使われていた」というものだ。それを世界は自衛権として許容していた。

互いの正義をぶつけることに意味はない

ある人たちは、イスラエルの所業を、〝自衛の権利〟〝イスラエルの生存権〟〝脅威を取り除く権利〟〝専守防衛〟〝報復〟〝人質救出〟〝対テロとの戦い〟〝日本への原爆投下と同じだ。パールハーバーの報復をして誰がそれを非難した〟さらには〝民間人の保護のため〟とさえ言って肯定する。

また別の人たちは、イスラエルの所業を、〝無差別攻撃〟〝大量殺戮〟〝民族浄化〟〝集団的懲罰〟〝反国際人道法〟〝占領行為〟〝強制移住〟そして〝非人道的〟と言って非難する。

今、目の前で起きているハマス・イスラエル間の抗争をどう位置づければよいのかと試行錯誤する人たちは、〝テロリストとは〟〝実効支配とは〟〝戦争状態とは〟〝許容される民間人の犠牲とは〟〝入植とは〟〝国家とは〟〝民族とは〟〝法の支配とは〟と考え、〝国際政治外交は欺瞞に満ちている〟と頭を悩ませる。

今、起きていることを止める、または打開するために、互いの正義をぶつけることには何の意味もないということを、我々は知る必要があると思う。

〝ここはもともと誰々の土地だった〟、〝先に攻撃したのはどちらで、民間人を巻き添えにしたのはあちらだ〟といった主張では、今起きている歯止めの利かない殺戮を一秒でも停止することはできない。

人類は過去の経験から学び、法や制度といった人間世界の仕組みとルールを築いてきた。そこには人間の理性を信じるという基本的な期待があったのだと思う。しかし今、パレスチナという場所で起きていることは、そんな期待を完全に裏切るようなものではないだろうか。

人間の尊厳

いわゆるパレスチナ問題が何なのかについて何らかの結論を見出そうと試みたとしても、一つの分野に没頭する専門家だけで達成できるものではない。それほどまでにパレスチナ問題は複雑になってしまっている。だから、互いの正義をぶつけて結論に導けるほど単純ではない。

だからこそ、互いの正義を主張するのはやめて、とにもかくにも、今の所業を止めることに全精力を注ぎ込む必要があるのだ。

ガザに限らずパレスチナ問題について、非常に多岐にわたる分野で、多くの日本人が関心を寄せ、問題提起し発信をしてきたことを、僕は知らなかった。なぜこれほどまでに多くの日本の人たちが関心を寄せてきたのか、その理由はわからないが、それにしても、たとえばイエメンやスーダンなどと比べると、雲泥の差がある。

社会人になってから中東、アラブ地域にはそれなりに関わってきたつもりだったのだが、他の中東の国々と比べても、パレスチナがこれほどまでに日本人の関心を引きつけていたことは驚きだった。その広がりと深さを知る時、自分自身の理解の薄っぺらさに気づき、恥ずかしい気持ちで一杯になり、隠れてしまいたくもなった。

僕は民間で非営利の医療・人道援助団体の一海外派遣スタッフである。歴史家でもなければ法律家でも政治家でも政府役人でもない。今、起きていることの根本的原因が何かを論ずるだけの専門性は持ち合わせていないし、どちらが正しくてどちらが正しくないと自分の立ち位置を述べることもできない。

それでは僕は、今現実にガザで起きている出来事を看過するしかないかと言えば、そうではないだろう。人道という言葉を口にして活動をする自分だからこそ言える、いや言わなければならないことがある。

どんな理屈があるにせよ、今、ガザに生きる人びとの命は他者の手に握られていることは事実だ。

イスラエルの徹底ぶりは、しっかりと細かく編み込まれたネットのようで、どこから見ても一つ一つの網目は有機的に結合していて寸分の隙もない。たとえば水政策は顕著な例の一つだろう。水源を押さえ、取水のための制度をつくり、それに従わなければ水関連施設を破壊し、修繕のための資機材・物資の持ち込みを規制し、インフラの復興と農業の振興を妨げ、農地を接収し、輸入依存度を高めさせ、パレスチナ人の胃袋をも支配する。経済においてもそうだ。パレスチナの国内産業振興を阻害し、イスラエルでの出稼ぎ労働を収入源とさせ、一方で人の移動を支配する。少ない輸出においてもイスラエルに高く依存させ、収入源を支配する。周囲はイスラエル軍に包囲され、燃料や物資が慢性的に不足し、建設資材、医療器具や薬品でも軍事転用される可能性があるとの理由で持ち込みを制限されている。

細かく編み込まれたネットで覆われたガザの人びとは八方塞がりの中で、いつ窒息してもおかしくない（すでに窒息しているかもしれない）。自分以外の誰かが、自分の生命を維持するかしないかのさじ加減をしている状況は、どんな理屈があっても許されてはならない。人間の尊厳を蹂躙《じゅうりん》している行為としてみなされてもおかしくないと僕は思う。そういった意味では、ハマスが人質に対してとっている行為も、イスラエルがガザの人々に対してとっている行為も同じだろう。

イスラエルが正当性を主張する理屈は、自分たちの生存権を守るためには他人の尊厳を犠牲にしてもよいというものであり、そこに人道という観念が入る余地などないように僕には思える。

そして、一年以上もの間そのような状況を許してきた世界の国々のリーダーは、改めて人道とは何か、人間の尊厳とは何かを問われなければならない。政治家だけではない。この世界で生きる僕を含めた人類は、今、試されている。

本質がつかみにくいパレスチナ問題

社会人になってから、職場や環境は変わっても中東、アラブ地域への興味は尽きることがなく三〇年以上の歳月が過ぎた。ＭＳＦで活動をするようになってからの一六年間は、いわゆる〝アラブの春〟の波の中で中東、アラブ地域で活動する機会が多くなった。ＭＳＦで現場の活動をするたびに、「ここの国、ここの人たち、ここの文化は、このようなものかもしれない」と思い込んで現地に行き、現実に打ち負かされるといった繰り返しで、それは今でも続いている。野球でいえば一〇〇〇本ノックのようなもので、そうやって鍛えられ続けてきた。

その中で、パレスチナに足を向ける機会はなかった。中東地域に関心を持つ自分にとって、パレスチナ問題に対する関心度は最も高い位置にあるものであったことは間違いないのだが。日々のニュースで中東のことが取り上げられれば、おのずとそこに目がとまった。何度も何度もさまざまな情報に触れ、いったい何が問題なのか、ということを理解しようと試みてきたつもりだった。しかし、関心を持ってもっと知ろう、理解しようとしても、なぜか、パレスチナ問題の輪郭がつかめなかった。

今回実際にガザを訪れ人道医療援助活動をする中で、一つだけ気づいたことがあった。それはパレスチナ問題の輪郭がつかめず本質がつかめないでいるのは、パレスチナに関するありとあらゆる問題はすべてと言ってよいほど、政治化されてしまうから、ということだ。「国際政治外交に翻弄されるガザの人びと」と本編で表現したと思うが、要はそういうことなのだと考える。

そういった意味では、僕が常日頃持っていた、国際政治というものがどれほど冷徹で非情で身勝手で矛盾に満ちているのだろう、という見方もあながち見当外れではなかったと思っている。それに加え、僕のこれまでの中東地域の人びととの関わりの中で持っていた、アラブ世界では、アラブ人同士、身内の中でコンセンサスを得ることがいかに難しいか、という見方もしかりだ。氏族が根付いたガザの社会構造の中で、パレスチナ自治政府とハマスが、いかにしてガザの共同体と折り合いをつけるか苦戦していたことを見ても、それは明らかだ。

ガザ・マリン天然ガス田

一九九九年にガザの沖合で発見された天然ガス田のガザ・マリンが、二五年以上経った今でも開発、生産に至っていないことは、パレスチナに関する問題がどれだけ複雑なのかを表している一事例かもしれない。

パレスチナ自治政府は、一九九五年の暫定自治拡大合意（オスロ合意Ⅱ）において、ガザ沿岸から二〇海里（一海里＝一・八五二キロメートル）までの水域における海事管轄権を獲得した。一九九九年、同自治政府はBG（英国ガス公社ブリティッシュ・ガスを前身とするエネルギー企業）に、ガザ沖の海域における探鉱を行うライセンスを付与した。期間は二五年間。オペレーター（操業主）であるBGは、ガザ沖におけるガス田の探鉱、開発、送ガスパイプラインの敷設を行う権利を得て、探鉱を開始した。その結果同年、約一七～二一海里のところに天然ガス田が発見され、ガザ・マリンと名付けられた。

ガザ・マリンの埋蔵量は、のちの二〇一〇年、イスラエル領海内で発見された世界最大級のガス田（リヴァイアサン・ガス田）に比べれば数十分の一と小さいが、パレスチナ経済にとっては十分な量で、一〇年以上もつとみられていた。初代大統領アラファトは〝神からの贈り物になる〟と表現した。[*31]

しかし、二〇〇〇年、第二次インティファーダが勃発した。それまでイスラエル政府は、自治政府のライセンス付与に異を唱えず、ガザ・マリン産ガスの購入さえをも検討していたが、冷や水を浴びせられる形になった。また一方では、二〇〇〇年から二〇〇七年にかけてイスラエルのエネルギー会社が、度々、自治政府によるBGへのライセンス付与に対し異議を申し立て、裁判に持ち込んでいた。

そんな中、二〇〇七年、ハマスがガザ地区を事実上統治するようになると、とうとうBGは、同開発プロセスからの撤退を決定した。イスラエル企業との係争、ガザ地区の安全上の問題等により開発計画が遅々として進まないことが理由だった。その後もライセンスは維持していたものの、二〇一五年、BGを買収したロイヤル・ダッチ・シェル（二〇二二年、シェルに社名変更）は、二〇一八年、完全撤退を決定する。

他方、イスラエルは、頓挫《とんざ》したガザ・マリン開発を尻目に、貪欲に自国沖合で探鉱、試掘を進めた。二〇〇八年〜二〇一〇年までの間に前述のリヴァイアサンを含む三つのガス田を発見、ガス輸入国から輸出国に転じることになった。[*32]

国際政治の世界では、米国オバマ政権による中東和平に向けた努力が続いていた。ガザ・マリンは、海外援助に依存しきってきたパレスチナの構造を変え、イスラエルのエネルギー安全

＊31 Victor Kattan, "The Gas Fields off Gaza: "A Gift or a Curse?" April, 2012, Al -Shabaka."

＊32 宮本善文「イスラエル沖合の探鉱：レバノンとの境界線問題」（ＪＯＧＭＥＣ石油天然ガス情報、二〇一一年一月一八日 https://oilgas-info.jogmec.go.jp/info_reports/1004077/1004082.html

保障にも貢献すると見られていた。中東和平カルテット（ロシア、米国、EU及び国連）の特使であるトニー・ブレア元英首相によるガザ・マリン開発交渉の再開に向けた働きかけや、ガザ・マリン開発に関する制約を軽減するようなジョン・ケリー米国務長官（当時）による働きかけがなされていた。しかし、そのような外交努力にもかかわらず、和平交渉は行き詰まる。二〇一四年、ヨルダン川西岸でのイスラエル人少年の誘拐・殺人事件とパレスチナ人少年に対する暴行殺人事件に端を発した緊張の高まりは、イスラエル軍のガザ地区侵攻まで発展したのだ。

その後、二〇二一年、ガザ・マリン案件は、隣国エジプトを巻き込む形で息を吹き返す。新しい枠組みはパレスチナ閣議で承認され、エジプト天然ガスホールディング会社（EGAS）、パレスチナ投資基金（PIF）とCCC Oil&Gas（パレスチナ人ビジネスマンによって設立されたプラント建設を得意とするConsolidated Contractors Companyの子会社）による開発計画が進められた。二〇二二年一〇月には、関係者間で枠組みについての合意が成立した。[*33] その合意の中には、EGASによるガザ・マリンの開発と産出された天然ガスがエジプトのエル・アリーシュに送られるという内容も含まれていたと言われている。[*34] それに加えて、イスラエルからの公式な念書が条件とされていた。

そして、二〇二三年六月、イスラエルは公式に仮承認（Preliminary Approval）を付与した。イスラエルのネタニヤフ首相の事務所が発表した声明には、「イスラエル、エジプト、パレスチナ自治政府間においてパレスチナ経済の発展と地域の安全安定維持に重点を置き、ガザ・マリンのガス田開発を前進させることが決定された」と述べられていた。[*35]
米国のイラン産原油輸入禁止という経済制裁、ロシアがウクライナに侵攻したことに対する対ロシア制裁と、国際エネルギー情勢がひっ迫している時期だった。また同年九月に、インドで開かれたG20サミットでは、米国版一帯一路とも呼ばれた「インド・中東・欧州経済回廊（IMEC）」が提唱されている。このような世界情勢がどれだけイスラエルの国家戦略、とりわけガザ・マリン計画に影響を与えたのかはわからない。それまでガザを封鎖し、天然資源さえも事実上支配、ハマスにガス収入が流れることを恐れていたイスラエルが、なぜ開発を承認したのか、僕には知り得ない答えがどこかに隠されているのだろう。
しかし、そのわずか四カ月後、ハマス武装集団はイスラエルを攻撃した。この出来事が起きなければ、ガザ・マリンの水深六〇〇メートルの海底から天然ガスが吹き上がっていたかもし

*33　二〇二二年一〇月二六日付ロイター通信記事　https://www.reuters.com/business/energy/egypt-oil-min-says-framework-agreement-place-gaza-marine-field-2022-10-25/

*34　Mona Sukkarieh, "BETWEEN TALES AND FACTS: THE LONG SAGA OF GAZA MARINE MONA SUKKARIEH" February2024, the Issam Fares Institute for Public Policy & International Affairs (IFI) at the American University of Beirut　https://www.mesp.me/wp-content/uploads/2024/02/Between-tales-and-facts-The-long-saga-of-Gaza-Marine.pdf

*35　Offshore Technology: "Israel gives preliminary approval to develop Gaza Marine field" (June 19,2023)　https://www.offshore-technology.com/news/israel-approval-gaza-gas/?cf-view

れない。

俺たちはアラブなんだよ――コンセンサスの難しさ

僕は二〇一一年にイエメンの活動に派遣された際、ある問題に直面した。問題は現地のコミュニティの外から、つまり外的要因によってもたらされた。それはMSFとしても、活動を継続するか撤退するかという決断を迫られるほどの問題だった。外的要因となっている組織との交渉は避けられない状況だったが、そのためには、現地コミュニティの長である部族長たちの当事者意識が必要だった。なぜならMSFが撤退すれば一〇万人程度の地域住民が医療サービスを失うことになるからだ。

解決策を模索するために設けられた八人の部族長との車座の会合はMSFにとって真剣勝負の場だった。話し合いは当初、友好的なムードで進んだ。MSFはコミュニティの長である部族長たちに、日頃のMSF活動に対する理解への謝意を表明し、部族長たちはMSFの医療活動にこの上ない賛辞と謝意を表明した。彼らは、僕の言葉を遮ることもなく、真摯に耳を傾けていた。その後、各々の意見を交換する段階になった。ところが話し合いが徐々に核心に近づいていくうちに、各々の隠れていた思惑が表に出てきた。

彼らは、MSFの提供する医療の価値は十分わかっているはずなのだが、それぞれの部族長としてのコミュニティ内での立場があったのだ。会合は紛糾し、ある部族長はいきり立って席を立とうとする。また別の部族長は携帯電話を取り出しなにやら相談している。ある部族長は「そもそもこれは我々が起こした問題じゃないんだから」と問題から逃げようとする。そのうちに、一人、また一人と本件とは全く別の話をし始め、昼食に招待したいと言い始める。会議は踊る。

僕はもう一度振り出しに戻って、一から仕切り直すことを試みた。幸運なことに最後は何とか一つのコンセンサスにたどり着いたのだが、僕は心の中では、その実行性についての不安を最後まで拭い去ることができなかった。というのも、実行する時点になって、また別の話が出てきて一から仕切り直しになるかもしれないと思ったからだった。実際はそのようにはならず、事なきを得たのだったが。

そして、車座になって、ステンレス製の大皿にもられたカブサ（アラブ世界の伝統的な炊き込みご飯）を囲みながら昼食をとった。食事が一段落して談笑していると、僕の隣に座っていた部族長の中でも一番歳をとっていると思われた長老が突然、僕の太ももをパンッと手のひらではたき、「俺たちはアラブなんだよ。アラブ」と強い口調で言い出した。「二隻の舟で海に漁に出るとするだろう。一隻は一人の日本人、もう一隻には十人のアラブ人。アラブ人の乗った舟では、まず漁場をどこにするかで揉《も》める。そのあとに、釣具を使うか網を使うかで揉める。そのあとは誰が網を仕掛けるかで揉める。最後はやっとこさっとこ、捕獲した一匹の魚をいかに配分するかで揉める。その間に一隻の舟で漁に出かけた一人の日本人は、ささっと仕掛けをつくって二〇匹の魚を捕獲する」
そして改めて再び、こう言って締めくくった。「俺たちはアラブなんだよ、ア・ラ・ブ」。皆は爆笑していたが、僕はどう反応すればいいのか気持ちが定まらず、いささか控えめに笑うしかなかった。

ハマスが第一党になった選挙――冷徹な国際政治

僕はエジプトのカイロに住んでいた二〇〇四年から二〇〇六年の二年間、アラビア語の勉強とあわせて、毎日辞書を片手に新聞を読み、市井に暮らす人びととアラブ世界について語り合った。その中で、パレスチナ問題と国際社会の関わりは大きな話題だった。

二〇〇六年一月、PLC（パレスチナ立法評議会）選挙が行われた。一九九六年以来一〇年ぶりに行われた選挙だった。欧米各国、とりわけ当時の米国ブッシュ政権は〝民主的な選挙〟を強く求めていた。ハマスの選挙参加は国際社会で支持された。その結果、七五％という高水準の投票率の選挙が平和裏に粛々と行われ、そしてハマスが過半数の議席を獲得し、PLO（パレスチナ解放機構）主流政党のファタハに代わり、第一党となった。イスラエルを国家と認めず、聖戦を公言するイスラム組織が民主的な選挙で第一党になったのである。

あの時、エジプト人の友人の間に、なんともたとえようもない高揚感のようなものを感じたものだ。ムスリム同胞団を母体にしたハマスが大勝したことに警戒心と危機感をあらわにする友人も少なくはなかったが、そんな彼らでさえ、パレスチナの民意と結果が、欧米諸国の思ったようにはならなかったことを、それまでの欧米諸国が主導してきた国際政治体制に一石を投じたと捉える者が多かった。それに、一九九三年のオスロ合意、二国家共存という理念が、果たしてパレスチナの地に生きる人びとの心の奥にある〝本音〟を象徴していたかというと、大きな疑問があった。それはカイロの裏通りのお茶飲み場で交わす友人との会話の中でも、誰もが持っていた疑問だった。

その後、ハマスはイスマイル・ハニヤを自治政府首相とする内閣を発足し、一度はファタハとの挙国一致内閣を発足させるが、ハマスを外国テロ組織に指定している欧米諸国は援助の凍結を継続、米国、ＥＵ（欧州連合）、ロシア、国連の四者は、ハニヤ首相にイスラエルの国家承認、武力闘争放棄、オスロ合意後の和平協定承認という圧力をかけたが、ハマス内閣はこれを拒否、財政難は深刻化した。一方、ファタハとハマスとの対立・武力衝突が激化、分裂した。ファタハを率いるアッバース大統領はハニヤ首相を解任、ヨルダン川西岸地区に非常事態内閣を発足させ、挙国一致内閣は崩壊した。

それまでのハマスにはイデオロギーよりも実利を求める氏族文化との折り合いをつけ、慣習法とイスラム法の間に監督委員会を設けて共通点を見出し、氏族の武装を解除させ、少しでも制度化された統治に近づけようとしていた流れが見受けられた。

しかし結局、国際社会（米国、ＥＵ、ロシア、国連）とハマスの間で折り合いがつかなかったことは、非制度化をさらに助長する結果になったとも言える。ハマスが第一党になった時、国際社会は、民意がイスラム主義政治に賛同したと解釈し、イデオロギー的な観点からの脅威を感じたためだったのかもしれない。

しかし、実際、すべてのハマス支持者がそのイデオロギーを支持したわけではなく、それよりも荒廃する治安の回復を求めたがゆえではなかったのだろうか。ハマスが第一党になった結果を国際社会がどのような分析を持って認めなかったのか知る由もないが、民意の真の意味を、対テロ戦争、反イスラム主義政治という考えに凝り固まって見誤っていた可能性は否定できない。

かくして、ガザは内紛に陥った。

このようなパレスチナ側の混乱を尻目に、イスラエル側はパレスチナの内紛を冷静に観察、分析し、その次に起こるであろう状況を想定していた。このことは、ウィキリークスでリークされたイスラエル軍諜報機関局長と、在イスラエル米国大使との間で交わされた、ハマスが内閣を発足させる数週間前の外交文書から読み取れる。[*36] 同局長は、ハマスがガザを制圧すれば、アッバース大統領によって指名された首相のもとの自治政府と、ガザを統治するハマスの分断は決定的となり、イスラエルは躊躇なくハマスをテロリストと認定して対峙することができる、としていた。

かくして、二〇〇五年にイスラエルはガザから入植者と軍を撤退させ、二〇〇七年には二〇〇二年から建設中の分離壁をほぼ完成させ、ガザ地区はとうとう陸海空から完全に封鎖されてしまった。

内部対立と、国際政治問題、そしてその先に

一九九三年のオスロ合意後の経過を見ると、パレスチナ諸政党間の内部対立、パレスチナの外での国際政治の思惑が、パレスチナの地に生きる人びとを苦しめてきたのは明らかだと思う。パレスチナ側にはPLO、特にファタハ内部の闘争があり、ファタハとハマスの対立がある。ファタハ内部の腐敗、汚職が、パレスチナの若者たちの不満を高め、全てではないけれど、それもハマスへの支持につながっている、という見方はよく知られているところだ。二〇二一年一月一五日、アッバース・パレスチナ自治政府大統領がPLC選挙、大統領選挙、パレスチナ国民議会（PNC）選挙の実施を発表するが、その後延期を発表、現在に至るまで実施されていない。

二〇二四年四月二九日、サウジアラビアのリヤドで開かれた世界経済フォーラム（WEF）会合に合わせて開かれたブリンケン米国務長官（当時）、アラブ諸国、パレスチナ自治政府外相らによる会合の席上で、UAE（アラブ首長国連邦）外相シェイク・アブドゥラとパレスチナ大統領のアドバイザー高官アル・シェイクが激しい口論になったと、二〇二四年六月六日、米

＊36 ウィキリークス　https://wikileaks.org/plusd/cables/07TELAVIV1733_a.html

ニュースサイト「アクシオス（Axios）」が報じた。UAE外相がパレスチナ高官に〝（パレスチナ指導部を）アリババと四〇人の盗賊〟と言い放ったという。

会議はガザ紛争後の協働戦略を議論する目的で開かれた。同パレスチナ自治政府高官は、米国とアラブ諸国が求めたように新政府をつくり改革を行っているにもかかわらず、政治的、経済的な支援が不十分であると発言した。これに対し、会議の終了間際にUAE外相は、重要な改革はなされていないと不満を表明、高官は、何人もパレスチナ政府がどのような改革を行うかを命令することはできないと切り返し、ヒートアップし、UAE外相は退席したという。この背景には、二〇二〇年にUAEがイスラエルと国交正常化したアブラハム合意に対し、〝裏切り者〟とパレスチナ大統領が非難し、首脳レベルでの緊張状態があったと想像される。

国際政治の世界では、多くの動きや出来事が直接的、間接的にパレスチナの人びとを翻弄し、パレスチナ問題を複雑化してきた。

前述した二〇二一年のPLC選挙の実施の発表にしても、ファタハとハマスがそれに合意したのは、二〇二〇年のアブラハム合意に至る過程でパレスチナが疎外され、置き去りにされてしまうのではという危機感からだという見方は広く知られている。

MSFの人道医療援助活動

今の時代が一〇〇年後どのように評価されるのか、時代の渦中にいる僕たちにはわからない。

しかし、今、僕たちが生きているこの世界のあらゆるところで尊厳が脅かされている人びとがいるのは事実だ。僕たちMSFの足が止まることはない。

MSFは二〇一二年にシリアで、当時のアサド政権に人道医療活動の必要性を訴えたが許可されず、結局、許可を得られないままに国境を越え、反体制派地域での人道医療援助活動に踏み切った。自分たちの安全という大きなリスクをとった。

二〇二一年、MSFは地中海を渡り欧州に向かう人びとに対し、海上での医療活動を始めた（二〇二四年一二月に活動停止）。EU連合の中からは、MSFが非正規の移民を増長させているという批判を受けたこともあった。

今、ガザの人びとは、自分たちの生命線を他者の手に握られているばかりか、選択肢もない。生きるか死ぬかのさじ加減はイスラエル次第だ。

ガザの子どもたちは、自らの目で目撃した肉親の理不尽な死を頭と心に記憶として強く刻み成長する。オスロ合意の年に生まれた子の中にはイスラエルへの攻撃に参加した者がいたかもしれない。

二〇一四年、僕はシリアで、心から血が出るような辛い経験をした。それから何カ月かのち、その出来事に関わったある村の村長からメッセージをもらった。

シリア人の一国民として私たちは、貴団が憲章のもとに、宗教と帰属にかかわらず、私たちにしてくださったこの美しい行いを、決して忘れることはありません。

医師団のスタッフ全員に対し、とりわけ、安全な母国をあとにして、ご家族の途切れることのない心配と生命の危険をおかして、戦争被災者を助けるためにこの地に足を踏み入れた海外派遣スタッフに対し、私たちの深い謝意と感謝を表明します。その優しさを表現するに足る言葉を、私たちは見出すことができません。

私たちは、自分たちの子どもたちに言い伝えます。

〝この世界には、まだ、どこからでも、我々に救いに満ちた手を差し伸べてくれるために歩み寄ってきてくれる、正しい行いをする人たちがいる〟ということを。


子どもたちは憐みの対象となる犠牲者ではなく、希望であってほしいと切に思っている。

そのあと――流転する中東

二〇二四年一〇月末、ガザのミッションを終えて一カ月後、僕はレバノンのベイルートのラフィク・ハリリ国際空港に降り立った。レバノンの航空会社ミドル・イースト航空以外の航空会社は乗り入れを止めていたので空港は閑散としていた。

先述したように九月二七日、イスラエルは、レバノンの首都ベイルートの南部郊外のダヒヤと呼ばれる地区に大規模な空爆を行い、ヒズボラの指導者ハッサン・ナスルッラーを殺害、そしてイスラエルとの国境付近のレバノン南部や東部のシリアとの国境付近のヒズボラの影響力の強い地域に軍事攻勢を始めていた。

ダヒヤという言葉はアラビア語で〝郊外〟を意味するのだが、レバノンでダヒヤというとベイルート郊外、とりわけ南部の郊外にある特定の地区を指す。そこにはパレスチナ難民キャンプがあり、そしてヒズボラがその地域の社会に強く根差しており、ヒズボラの本拠地がある。ラフィク・ハリリ国際空港もその地区にあるが、ヒズボラが管理しているわけではない。

第六章でも述べたが、イスラエルの軍事戦略の一つ〝ダヒヤ・ドクトリン〟とはこの地区の名前からきている。目標となる対象を攻撃するには民間人や施設の犠牲は厭わないというイスラエルによるガザへの攻撃は、このダヒヤ・ドクトリンと似ている。

激しい攻撃に晒された地域からは、シリアへ避難する人びとや多くの国内避難民が発生した。MSFは、緊急チームを派遣、避難民に対する緊急援助と現地医療施設の支援を開始した。僕はその一員として、活動に参加したのだ。

その後、レバノンでは、イスラエルとヒズボラの間で、発効日二〇二四年一一月二七日から六〇日間の停戦合意、パレスチナでは、イスラエルとハマスの間で、発効日二〇二五年一月一九日から四二日間の停戦合意が実現した。

しかし、隣国シリアでは、レバノンの情勢に呼応するかのように、二〇二四年一一月二七日、反体制派が大規模な攻勢をかけ、一二月七日には首都ダマスカスに侵攻し、アサド政権が崩壊した。二〇一一年以来レバノンに避難していた何万人というシリア難民がシリアに帰還する一方で、今度は入れ替わりに、相当数のアサド政権に近かった人びとがシリアからレバノンに避難してきた。

パレスチナ・ヨルダン川西岸ジェニンではイスラエルが対テロ作戦との名のもとに軍事作戦を開始した。二〇二四年一二月初旬からジェニンと難民キャンプにおいてはパレスチナ自治政府治安当局と武装集団（抵抗武装勢力）が衝突、双方に犠牲者が出ていた。イスラエル軍が大規模な軍事作戦を開始したのは、同自治政府と武装集団の間での休戦合意が破られたことに続くものだった。パレスチナ内部の対立に先は見えない。

二〇二四年一二月二二日、僕はベイルートのラフィク・ハリリ国際空港を発った。僕のレバノンでの活動は終わった。

二〇二五年一月二二日、イエメンのフーシー派の公式テレビ「アル・マシラ」が、二〇二三年一一月一九日にイエメンのホデイダ沖紅海上で拿捕されていたバハマ船籍、日本郵船が傭船《ようせん》する船舶「ギャラクシー・リーダー」の乗組員二五名が、一四カ月ぶりに解放され、オマーンに引き渡されたことを報道した。その一方で、同日、ホワイトハウスは、トランプ米大統領名で、フーシー派として知られるアンサール・アッラーを、外国テロリスト組織として再指定することを発表した。バイデン前政権は二〇二一年二月以来、同組織をテロリスト組織リストから除外していたが、二〇二四年一月、国際テロリスト組織に再指定。バイデン大統領は、外国テロ組織指定を見直すことを検討していると、退任前の記者会見で述べていた。

二〇二五年一月二五日、トランプ米大統領は、ガザのパレスチナ人をヨルダンとエジプトが受け入れることを望んでいると発言。パレスチナとアラブ諸国からの反発を受けると、今度は二月四日、イスラエルのネタニヤフ首相との会談の後、ガザの住民をガザの外に移住させ、米国がガザを「所有」し、再建を担うと発言。二月一四日、アラブ諸国の国連大使は〝強制移住〟を拒否。二月二一日には、サウジアラビアでアラブ諸国首脳が会合を開き、米大統領のガザ「所有」構想について協議した。

世界は動き続けている。

参考文献

本文ページに記載した以外の文献

＊臼杵陽　第六章　パレスチナ人意識と離散パレスチナ人社会——ヨルダンにおけるパレスチナの「村」の復活を事例として
（『中東の民衆と社会意識』一九九一年　日本貿易振興機構　アジア経済研究所）https://ir.ide.go.jp/records/44471

＊池田明史　第五章　二つの総選挙：イスラエルとパレスチナ
（酒井啓子編『中東諸国の社会問題』第II部　国家と社会　一九九八年三月　アジア経済研究所）

＊今野泰三・鶴見太郎・武田祥英編『オスロ合意から20年：パレスチナ／イスラエルの変容と課題』
（二〇一五年三月　NIHUイスラーム地域研究東京大学拠点中東パレスチナ研究班）
https://www.l.u-tokyo.ac.jp/tokyo-ias/nihu/publications/mers09/mers09_fulltext.pdf

＊清水雅子　〈原典翻訳〉ハマース結成の理念——『イスラーム抵抗運動「ハマース」憲章』
（二〇一一年三月　イスラーム世界研究　第4巻1—2号　京都大学イスラーム地域研究センター）
https://kias.asafas.kyoto-u.ac.jp/kyodo/pdf/kb4_1and2/27shimizu.pdf

＊平山健太郎　連載講座　中東の政治変動を読む①「ハマス」と「カディマ」：中東和平の行方
（国際問題 No.550 二〇〇六年　四月　日本国際問題研究所）
https://www2.jiia.or.jp/kokusaimondai_archive/2000/2006-04_005.pdf?noprint

＊横田貴之　第五章　ハマースとイランの関係—ハマースの視点から
（平成21年度　イラン情勢研究会報告書『2009年大統領選挙後のイランの総合的研究—内政、外交、国際関係—』
二〇一〇年三月　日本国際問題研究所）
https://www2.jiia.or.jp/pdf/resarch/h21_iran/06_Chapter5.pdf

おわりに

〝ひとたび現場を離れれば、その地については語れない〟と言いながら、書き始めてみると、記憶に刻まれた一瞬、一瞬の出来事が鮮明に蘇《よみがえ》り、キーボードを叩く指が止まることはなかった。この記録を書いたのはガザから日本に帰国して、その後一〇月末にレバノンへ出発するまでの一カ月の間のことだった。

ところが、活動そのものだけではなく、僕たちの人道医療援助活動がガザのどのような諸問題に関わっていたのか、その背景をも書こうとしたものだから、大変なことになってしまった。最初の草稿を書き終え、レバノンに飛び、二カ月間の活動を終えて帰国したのは年末。それから草稿を書き直し始めた。しかし中東情勢は、その間でさえ、日々目まぐるしく変わった。どこで筆をおいたらよいものかと、本書の最終地点を思案しながら、一旦中断してしまおうかとも思ったくらいだ。パレスチナ、ガザの問題がどんなに複雑で入り組んだものだったのか、僕の知識と理解が、どれだけ表面的だったのかを突き付けられたのだ。

今さらながら、改めて思い知らされたことがあった。それは、今回ガザで起きた軍事攻撃や、強制移住は、パレスチナの人びとにとって、何十年にもわたり世代を超えて経験し、幾度となく繰り返されてきたということだ。恒久的解決策が見出されず、いつ空爆の犠牲になるかもわからず、外の世界からの封鎖により、窒息してもおかしくないガザの人びと。加えて毎週どこかで起きている家族・氏族間同士の抗争。そんな状況にある人びとが、どれだけ理性と誇りを持ち続けられるというのだろう。

僕たちはいろいろなところで「人道的△△」という言葉を耳にする。イスラエル軍にとって、退避要求は〝人道的〟配慮に基づくものであり、何万という犠牲者は最大限の人道的配慮をした結果と言う。退避要求を突き付け、すべての財産を破壊し、第三国に別の場所を設けさせ、〝人道的に〟移動させようという理屈。これらの〝人道的〟という言葉は単なる言葉の遊びでしかない。イスラエル国民の中でもそう感じる人たちはきっといるはずだと僕は思っている。

「今日も一日停戦に近づいた」と言って、ガザの人びとが心の内で、あれほど切望していた停戦合意。二〇二五年一月一六日、米国バイデン大統領(当時)が、イスラエルとハマスが一月一九日から四二日間の停戦に合意したと発表した。その日、テレビやソーシャルメディア上で映し出されていた光景のほとんどは、歓喜に沸くガザの人びとの姿だった。しかし、僕が受け取ったガザからのメッセージは「複雑だよ」というものだった。そして、そのあとに続くメッセージにはこう書かれていた。

「僕たちは数じゃない。一人ひとりに歴史があって、物語がある。僕たち一人ひとりが持っていた生活と夢と志はことごとく歪《ゆが》められてきた。たくさんのものを失った。家も、愛する人たちも。誰もが心に希望を抱きしめ続けてきた。そして皆が信じ、自ら言い聞かせてきたこと、それは、終わりのない戦争はないということだけだった。僕たちが抱えている、一つひとつの思い出と物語と苦しみ、その片隅にある一つひとつの傷跡からは血が流れ続けるだろう。それでも立ち上がるしかないんだ」

僕たちはガザで起きている人道危機を他者にわかってもらおうと、数で説明しようとする。それは世論を喚起する上では確かに効果的なのかもしれないが、人びとの心の叫びはそこに反映されてはいない。

度重なる出来事は、自分以外の誰をも入ることを許さず、一人ひとりが、ひっそりと、大切に、命さえ懸けて守ってきた自分だけの不可侵の領域、人間の尊厳をも侵害してきた。哀しみ、絶望、怒り、恨み、さまざまな感情は、人の心をずたずたに傷つけてきた。ガザに限らず、世界のいたるところで対立が生じている時代に生きる僕たち一人ひとりが、改めて「尊厳」という言葉の意味を自分に問い、確認することを切に願い筆をおく。

なお、今回一つの書物にまとめるにあたっては、ホーム社文芸図書編集部の河井好見氏に丁寧に草稿に目を通していただいた。とりとめもない想い、記憶にとどめていたものを、まとまった形にして世に出そうなど、自分の力量を考えればあまりに大それたことだと思っていた。「人道」という、ともすれば抽象的でぼやけてしまいかねないテーマにもかかわらず、このような機会をいただいたことに、この場を借りて心から謝意を表したい。

二〇二五年二月　横浜にて

萩原　健

萩原 健 はぎわらけん
国境なき医師団緊急対応コーディネーター。活動責任者。
1967年、神奈川県生まれ。慶応義塾大学卒業。
石油開発企業勤務を経て2008年から国境なき医師団に参加。
2017年から緊急対応コーディネーター兼活動責任者に。紛争、難民・国内避難民、
災害、感染症流行対応など、数々の現場を経験し現在に至る。

ガザ、戦下《せんか》の人道《じんどう》医療《いりょう》援助《えんじょ》

2025年4月30日 第1刷発行

著者 萩原《はぎわら》 健《けん》
発行人 牛木建一郎
発行所 株式会社ホーム社
〒101-0051東京都千代田区神田神保町3-29 共同ビル
電話 編集部 03-5211-2966
発売元 株式会社集英社
〒101-8050東京都千代田区一ツ橋2-5-10
電話 販売部 03-3230-6393(書店専用) 読者係 03-3230-6080
装丁 アルビレオ
カバー写真 Nour Alsaqqa ©Nour Alsaqqa/MSF
印刷所 TOPPANクロレ株式会社
製本所 株式会社ブックアート
本文組版 有限会社一企画

Gaza, senka no jindoiryoenjo

ISBN : 978-4-8342-5399-3 C0095